U0382118

本书系 2020 年国家社会科学基金一般项目"大规模突发公共卫生事件情境下衍生社会风险的预警与防控研究"（20BGL250）阶段性研究成果。

公共卫生事件衍生社会风险防控研究

张春颜　著

中国社会科学出版社

图书在版编目（CIP）数据

公共卫生事件衍生社会风险防控研究 / 张春颜著 . —北京：中国社会科学
出版社，2022. 8
ISBN 978 – 7 – 5227 – 0137 – 0

Ⅰ. ①公… Ⅱ. ①张… Ⅲ. ①公共卫生—紧急事件—卫生管理—风险
管理—研究 Ⅳ. ①R19

中国版本图书馆 CIP 数据核字（2022）第 067238 号

出 版 人	赵剑英
责任编辑	冯春凤
责任校对	张爱华
责任印制	张雪娇

出　　版	中国社会科学出版社
社　　址	北京鼓楼西大街甲 158 号
邮　　编	100720
网　　址	http://www.csspw.cn
发 行 部	010 – 84083685
门 市 部	010 – 84029450
经　　销	新华书店及其他书店

印　　刷	北京君升印刷有限公司
装　　订	廊坊市广阳区广增装订厂
版　　次	2022 年 8 月第 1 版
印　　次	2022 年 8 月第 1 次印刷

开　　本	710 × 1000　1/16
印　　张	14
插　　页	2
字　　数	207 千字
定　　价	88.00 元

目　　录

第一章　引言

第一节　问题的提出与研究价值

一　问题的提出

作为突发事件之一的公共卫生事件，相较于同等规模下的自然灾害、事故灾难和社会安全事件而言，其成因更加多样、危害更加复杂、治理更加综合，时间更加持续、传播更加广泛，如 14 世纪欧洲"黑死病"、西班牙、亚洲、美国等地的"人、禽流感"疫情、2003 年的"非典"，2014 年的"脊髓灰质炎"、2014 年西非和 2018 年刚果的"埃博拉"疫情、2015 年的"寨卡"疫情、2019 年的"新型冠状病毒"疫情等，此类乃至更大规模的公共卫生事件情境下，极有可能导致或触发一个或多个不同风险事件的发生，这些事件在时间和空间上进行传播和扩散，从而扩大加深原始事件的影响范围和破坏程度。如何识别各种可能性风险，减少不同类别风险的叠加与嵌套，防止不同程度风险的交织与冲突，防范风险的升级和危害扩散，是各级治理者和相关研究领域的学者特别关注和迫切需要研究的问题。治理者能否切实践行"以史为鉴"，通过对以往衍生社会风险的识别方式、预警机制及防控策略进行清楚的认识和梳理，能否切实践行"与时俱进"，考虑到时空压缩背景下，人际交往需要的时间和距离随着交通与通讯技术的进步而缩短所带来的人员流动性高、信息传播性快等新特点，直接影响着其是否能够准确识别的风险，合理设定"预警"的时间点，进而采取相应的防控策略，如果"预"的时间点太晚，即使做出预警，相关各方也没有足够的时间做好应对风险的准备；而如果太早，则可能会因为太过遥远而变成"杞人忧天"。

本书的主旨在于结合案例分析、多维情景空间分析、结构方程模型等方法，在详细梳理国内大规模突发公共卫生事件情境下所诱发的衍生社会风险基础上，探明其类别与发展脉络，其产生之前的征兆，其升级或扩散的节点和原因，其预警的时间点与机制，其具体防控策略、如何转换及其效果，以此明晰诱发衍生社会风险的关键因素，提取合适的监测指标，构建合理的预警机制，从而及时、准确地输出、转换防控应对策略，以便对一线治理者的实践工作有所助益。

二　研究价值

（一）学术价值

目前国内对于突发公共卫生事件的研究，在研究对象上，多集中于公共卫生事件本身的演化及其所造成的直接破坏性影响，而较少涉及可能伴随而来的衍生社会风险问题；在研究领域上，无论是管理学、社会学还是预防医学领域的研究，都仅局限于本学科范围内，较少分析整个事件演化过程与社会系统的互动作用；在研究方法上，倚重从理论到理论的传统分析方式较多，对于将其他学科的相关研究方法和前沿技术手段引入本学科研究重视不够。

本研究除了采用传统的案例分析方法之外，还将采取多维情景空间分析方法，归纳衍生社会风险的具体类型，合理推测其演化过程及后果，提取具体指标测量衍生社会风险的影响因素，有针对性地提出预警与防控措施。

（二）应用价值

中国目前正处于社会转型和快速发展之后的风险高发期，但是风险并不一定就会导致危机，对大规模突发公共卫生事件情境下衍生社会风险问题进行系统研究，将大大有助于降低风险制造以及转化为危机的可能性，特别是通过对单一或是叠加等不同风险情景的分析，找准关键性的影响因素，为不同层级、不同领域治理者的科学决策提供支持，同时为其他处于转型和快速发展国家的风险防控提供具有启发性的做法和实践经验。

第二节 国内外研究现状

一 国外研究现状

(一) 风险的定义、类型、评估研究

风险一词的确切来源至今仍旧充满争议，但大多学者相对认可的观点是风险的概念形成于早期航海业①。风给外出的渔民或探险家带来了很大的不确定因素，使得海上行程充满了危险。起初的风险概念被赋予冒险、危险等涵义，随着社会的不断发展，风险也不再仅限于航海业及自然界遇到危险的范围。19世纪开始，风险一词更多地被用于保险业领域，它的内涵也由起初的危险拓展到遭到破坏或者经济损失的可能性。经过多年的发展，风险的概念逐渐被深化，风险涉猎的领域也不断延伸，包括经济学、社会学、哲学、统计学等多学科知识区域。

1. 风险的定义

不同学者对于风险有着不同的理解。在词典中风险被定义为损失和损伤的可能性，以及这种损失发生可能性的程度②。

1976年，劳伦斯（Lowrance）③ 提出了对风险最明确的定义，认为风险是不良反应发生的可能性和严重程度的量度影响。后来的许多学者也大都是在这一基础上对其继续进行延展和补充，如1981年，卡普兰（Kaplan）④ 等人通过两组等式来对风险的定义进行介绍。首先，他们认为，只有同时包含"不确定性"和"可能会受到某种损害"这两种因素才是风险，二者缺一不可，即风险＝不确定性＋损害；其次，他们将人

---

① ［英］安东尼·吉登斯：《现代性：吉登斯访谈录》，尹宏毅译，新华出版社2000年版，第75页。

② Kaplan S., Garrick B. J., "On the Quantitative Definition of Risk", *Risk Analysis*, 1981 (1)：11 – 27.

③ W. W. Lowrance, William Kaufmann, Inc, Los Altos, Cal, "Of Acceptable Risk：Science and the Determination of Safety", *Food and Cosmetics Toxicology*, 1977, 15 (1)：66.

④ Kaplan S., Garrick B. J., "On the Quantitative Definition of Risk", *Risk Analysis*, 1981 (1)：11 – 27.

的主观防御加入其中，认为风险与面对危险时所采取的安全措施成反比，即风险＝危险/安全措施，这个等式提示我们虽然不可能做到完全消除风险，但是可以通过采取相应的应对风险的安全措施来降低风险。雅科夫（Yacov）① 在对系统的风险进行研究时提到很难对风险下一个一致同意的简明定义，原因是风险这个概念是多维和微妙的。他认为应该从全面系统的角度来看待风险，同时认为脆弱性和恢复力是在对风险进行分析时不可忽视的两大变量。这里的脆弱性②是内在状态的表现（例如，物质、技术、组织以及文化上的），可能遭受自然灾害或被利用而对系统产生不利影响（造成伤害或损害）。

综上所述，已有研究对于风险的界定大多从系统论和概率论的角度出发，将定义总结为三方面：即事件产生不良影响的可能性、该可能性发生后的损害程度以及发生后的应对能力或是恢复程度。但是也有一些学者认为风险领域的定义缺乏清晰的科学基础，无法在独特的理论框架中定义不同应用领域关于风险的一般概念③。因此，如何对风险具体领域的定义进行更进一步的完善也许是未来风险研究的一个倾向。

2. 风险的类型

关于风险类型的研究，不同学者依据自身研究角度的不同，给出了不同的划分。

贝克在 1995 年《风险时代的生态政治》一书中依据前现代、工业和晚期工业这三种类型的社会形态，对应着将风险划分为"前现代的灾难""工业时代的风险"以及"晚期工业时代可能引发大规模灾难的不可计算的不安全"④；在 1999 年的《世界风险社会》一书中，贝克将全球风险区分为"财富驱动型风险""贫困驱动型风险"及"核、生物、

① Haimes Yacov Y. , "On the Complex Definition of Risk: A Systems-Based Approach", *Risk Analysis*, 2009, 29 (12): 1647 - 1654.

② Haimes Y. Y. , "On the Definition of Vulnerabilities in Measuring risks to Infrastructures", *Risk Analysis*, 2006, 26 (2): 293 - 296.

③ Andretta, Massimo, "Some Considerations on the Definition of Risk Based on Concepts of Systems Theory and Probability", *Risk Analysis*, 2014, 34 (7): 1184 - 1195.

④ Ulrich Beck, *Ecological Politics in An Age of Risk*, Cambridge Polity Press, 1995.

化学等大规模杀伤性武器在非战争状态下使用扩散而造成的风险"①；在2001年贝克又把世界风险分为"生态风险""世界经济风险"和"全球恐怖主义网络的风险"②。

吉登斯对风险的划分依据不同标准也有着不同的类型：首先，他用二分法将风险划分为外在的风险和人为的风险。外在的风险是指通过外部环境来对个体进行打击的事件，这种事件多有规律可循，可以进行预测和计算；人为的风险指的是一种新的风险环境，在这种环境下，人们无法预测且无任何经验可循，常常不知道所要面临的风险是什么，但是在避免风险发生的同时也有积极的作用，在风险社会中供人选择的空间也会大大扩展③。其次，他用四分法将不确定性的风险划分为以下四种：第一种风险是现代社会发展对世界生态体系的冲击，第二种风险涉及大规模贫困的发展，第三种全球风险的来源是会造成巨大影响的大规模破坏性武器的普遍存在，以及群体暴力事件发生的可能性，第四种风险涉及对民主权利的大规模压制。最后，吉登斯采用七分法将风险进行了细致的划分：高强度意义上风险的全球化；突发事件不断增长意义上的风险全球化；来自人化环境或社会化自然的风险；影响着千百万人生活机会的制度化风险环境的发展；风险意识本身作为风险；分布趋于均匀的风险意识；对专业知识局限性的意识④。

卡普兰⑤等人将风险划分为商业风险、社会风险、经济风险、安全风险、投资风险、军事风险、政治风险等。皮埃特·斯特里顿（Piet Strydom）⑥ 按照人的认知程度将风险划分为已知风险、疑似风险和假定

① Ulrich Beck, *World Risk Society*, Cambridge: Polity Press, 1999.

② Ulrich Beck, *The Silence of Words and Political Dynamics in the World Risk Society*, Translated by Elena Mancini, The Rus-sian Duma, November, http://logosonline.home.igc.org, 2001.

③ 尹建军：《社会风险及其治理研究》，博士学位论文，中共中央党校，2008 年，第 14 页。

④ Anthony Giddens, *The Consequences of Modernity*, Stanford: Stanford University Press, 1991.

⑤ Kaplan S., Garrick B. J., "On the Quantitative Definition of Risk", *Risk Analysis*, 1981 (1): 11 – 27.

⑥ Piet Strydom, *Risk, Environment and Society*, Buckingham: Open University Press, 2002.

风险。斯科特·拉什（Scott Lash）[1] 在分析他人对风险的研究时提到，道格拉斯和维尔达沃斯基在《风险与文化》一书中开辟出的风险分类学将风险划分为社会风险、政治风险、经济风险和自然风险。卡特·琳娜古韦亚（Gouveia Catarina）[2] 在对葡萄牙的一个小镇进行风险研究时将风险主要分为三大类，即自然风险、社会风险和文化风险。德国社会学家卢曼认为风险包括经济风险、科技风险等大大小小的风险，表示风险存在于社会生活中的诸多方面，其覆盖面非常广泛[3]。英国社会学家斯科特·拉什认为风险包含由于生物技术、空间技术等飞速发展后所造成的生态风险、核风险等在内的各种可以危害人类、毁灭人类的风险，并将这些风险归为巨大风险这一大类[4]。

综上所述，就国外学者对风险类型的研究来看，其划分是处于不断变化中的，针对学者们各自研究内容及划分标准的不同，风险类型也随之不同。

3. 风险的评估

随着对风险的研究越来越多，风险相关概念、类型划分在许多领域都得到了应用，因此风险评估研究也随之而来。

通过梳理文献可以看出，自从 20 世纪 80 年代以来，早期风险评估主要倾向于研究环境对于公共健康风险的影响，并进一步去了解个人和群体接触污染物的方式，收集各种可用的数据以评估污染物发挥其毒性作用的机制等。如斯塔克尔伯格（Stackelberg）[5] 在对风险评估进行研究

① Scott Lash, *Social Culture*. In Barbara Adam, Ulrich Beck, Joost van Loon eds, *The Risk Society and Beyond: Critical Issues for Social Theory*, London: Sage Publications, 2000.

② Valente João Pedro, Gouveia Catarina, Neves Maria Carolina, Vasques Tatiana, Bernardo Fátima, "Small town, Big Risks: Natural, Cultural and Social Risk Perception", *Psyecology*, Volume 12 Number 2 January 2021: 76 – 98.

③ 郑作彧、吴晓光：《卢曼的风险理论及其风险》，《吉林大学社会科学学报》2021 年第 6 期。

④ ［英］斯科特·拉什：《风险社会与风险文化》，王武龙编译，载《马克思主义与现实》2000 年第 4 期。

⑤ Stackelberg, Katherine, Williams, Pamela R. D., "Evolving Science and Practice of Risk Assessment", *Risk Analysis*, 2020（1）.

时发现，接触环境污染物很可能与不利健康结果的增加有关，而且完全消除和解除风险是不可行的。此后陆陆续续出现了很多风险评估的新方法和新工具，如系统病理学专注于研究卫生事件导致有机体中出现一种或多种不良后果的生物途径，并创建了不良结果通路（AOP）概念框架[1]来表示该过程，即从一个分子事件开始，一系列关键事件的发生最终会导致一个或多个不良后果的出现。

一开始，学者们对风险评估的研究大多只分析一个领域，如对社会稳定风险的评估、气罐爆炸风险的评估、地震、洪水事件发生后的风险评估等。逐渐地，一些学者也开始探寻多领域风险结合评估的方法。如苏特（Suter）[2] 等人描述了多种可能的集成类型，提供了一种避免任何试图集成的特定评估过于复杂的方法。化学安全国际项目（IPCS）开发了一个通用框架，以支持对综合风险评估的概念和可能方法的交流。芒斯（Munns）[3] 基于苏特的观点，将人类健康风险评估和生态风险评估相结合进行综合风险评价。

尽管风险评估在许多应用领域取得了成功，比如环境和生态风险评估、工业系统或工作场所的风险评估、经济投资风险评估、安全与防御评估，等等，但对于风险评估学科的原则和基本概念仍然没有一个相对统一的界定。

（二）社会风险的定义及多方面研究

国外学者针对社会风险的研究集中在风险社会、政治稳定、社会风险评估、公共危机、应急管理等多个方面。

1. 在风险社会方面的研究。20 世纪后半期，风险相关研究逐渐被西

---

① Aguayo-Orozco A. , Taboureau O. , Brunak S. , "The Use of Systems Biology in Chemical Risk Assessment", *Current Opinion in Toxicology*, 2019 (15)：48 – 54.

② Suter G. W. II , Munns W. R. Jr. , Sekizawa J. , "Types of Integrated Risk Assessment and Management, and Why They are Needed", *Human and Ecological Risk Assessment：An International Journal*, 2003 (1)：273 – 279.

③ Munns, Wayne R. , Kroes, Robert, Veith, Gilman, Suter II, Glenn W. , Damstra, Terri, Waters, Michael D. , "Approaches for Integrated Risk Assessment", *Human and Ecological Risk Assessment：An International Journal*, 2003, 9 (1)：267 – 272.

方社会学界所关注，很多社会学家如贝克、卢曼、吉登斯、拉什等都对此领域进行了深刻且新颖的研究，并在全球范围内掀起了对风险社会理论研究的热潮，形成了有关风险的社会学研究，对人们风险感知能力的提高以及政府的管理起到了积极的推动作用。1986 年，德国社会学家乌尔里希·贝克①在自己的论著中第一次提出了新的现代性之路——风险社会的概念，引发了国内外学术界的高度关注和思考，他将风险看作会引起一系列灾难性后果的技术风险，通过对工业文明面临的困境进行诊断，从生态危机变为社会危机入手，发现随着现代化的发展，新时代的风险也应运而生。区别于古老的涉及范围较小的风险，现代风险面临的是全球性的、均等化的危机。英国社会学家安东尼·吉登斯与贝克有相同看法，认为风险产生于现代社会发展，风险社会的到来是现代文明的结果②。吉登斯认为，社会风险产生于人的行为，是人为和人们制造出来的风险，风险的全球化和人为化使得潜在的社会风险超乎我们的想象，风险社会就是随着高科技的不断发展，未来社会发展的不确定性与难以把控度增加，无人能够完全明白与把握，"虽然在某些领域和生活方式中，现代性降低了总的风险性，但同时也导入了一些以前所知甚少或全然无知的新的风险参量，这些参量包括后果严重的风险，它们来源于现代性社会体系的全球化特征"③，"现代性产生稳定，而现代化却会引起不稳定"④，在当今世界，随着现代化的不断发展，未知和不可控因素逐步增多，在其推进过程中充满着动荡和不稳定，随之而来的可能是一些新领域的风险，风险的类型和规模都可能发生变化，这也提示许多国家不要忽视现代化发展背后的风险。

---

① ［德］乌尔里希·贝克：《风险社会》，张闻杰、何博文译，译林出版社 2004 年版，第 36 页。

② 尹建军：《社会风险及其治理研究》，博士学位论文，中共中央党校，2008 年，第 14 页。

③ ［英］安东尼·吉登斯：《现代性与自我认同》，赵旭东、方文译，上海三联书店 1998 年版，第 4 页。

④ ［美］塞缪尔·亨廷顿：《变革社会中的政治秩序》，王冠华等译，生活·读书·新知三联书店 1989 年版，第 41 页。

此外，代表性的研究还有卢曼的系统理论①、道格拉斯和拉什的风险文化理论②等，这些理论分别站在不同的角度，对社会风险理论体系的完善做出了贡献。在此基础上，罗杰·卡斯帕森提出了风险的社会放大理论③，保罗斯洛维克则在风险概念的基础上提出了信号价值的概念，通过探究风险的传递过程分析了危险特征与风险事件本身的联系。此时有关社会风险的研究方法比较少，主要包括系统的理论分析、相关程序的决策分析以及成本收益的控制等问题④。

此后，随着社会的不断发展，社会风险日渐增多，国外学者开始针对各个领域的社会风险问题进行对比研究，与此同时，关于社会风险承受能力的研究开始增多。由于一些社会风险的直接受众是民众，这也使得民众对社会风险的关注逐步提高，这一群体也逐渐参与到对社会风险的讨论中来，有关社会风险的研究开始转向强调人的作用，并关注情绪、心理等方面的问题，比如其引发的恐慌情绪、焦虑，等等，社会风险的研究日趋广泛，逐步涉及管理学、社会学，心理学、计算科学等不同的学科和领域。

2. 在政治稳定方面的研究。塞缪尔·亨廷顿指出，恰当且适度的社会动员不仅可以推动经济发展的水平，同时也会增加流动人口的流动机会，这种政治参与的过程其实也是加快政治制度化的过程，在一定程度上有利于社会的和谐与稳定⑤。学者 J. 戴维斯提出了"J 型曲线"理论，该理论又被称为相对剥夺理论或革命产生理论，他提出人们对于现实生活的不满情绪与自身心态是社会不稳定的根源，同时还提出了政治稳定

---

① Jane Millar, "The European Face of Social Security: Essays in Honour of Herman Deleeck", *Journal of Social Policy*, 1994, 23 (3): 456–457.

② Lash S. M., *Risk, Environment and Modernity*, Sage, Publications, 1996.

③ Kasperson R. E., "The Social Amplification of Risk: Progress in Developing an Integrative Framework", *Journal of Social Philosophy*, 1992.

④ 苏子逢:《农民工社会融合过程中的社会风险研究》，博士学位论文，哈尔滨工程大学，2018 年，第 19 页。

⑤ ［美］塞缪尔·亨廷顿:《变化社会中的政治秩序》，李盛平等译，华夏出版社 1988 年版，第 40—41 页。

性同人们的需求期望与社会满足感之间的影响关系①。佩鲁恂的研究主要针对发展中国家的政治不稳定等相关问题展开，通过对不同发展中国家的不稳定性进行分析，提出了闻名中外的"六大危机"理论，主要包括参与危机、贯彻危机、整合危机、分配危机、认同危机与合法性危机六个方面，这六方面彼此之间互相影响，关系紧密②。除此之外，还有部分学者专门研究了社会冲突的问题，主要包括达伦多夫的"辩证冲突论"、刘易斯·科塞的"冲突功能论"和哈贝马斯的"沟通行动理论"③，等等。

3. 在社会风险评估方面的研究。国外对社会风险评估的研究多涉及经济学、技术工程、社会学、心理学等学科领域，通过理论探索和经验分析的方法为管理者的响应决策提供参考。自然科学领域的社会风险评估倾向于技术和科技风险的评估，如对环境污染、流行病、自然灾害等领域风险通过技术手段找到所存在的风险点；统计学领域的社会风险评估，主要以统计、概率等方式对社会中不可避免的风险进行概率估计，进而确认风险发生率是否在人们预期的范围之内；心理领域的社会风险评估通过访谈、民意调查等方法，对民众的风险感知能力进行预测，把握民众的风险感知能力，并为政策的修改和制定提供参考；社会学领域从风险感知范式和风险文化入手，研究人们对于风险的认知，并结合心理学研究为社会风险评估提供更明智的抉择；社会预警研究则主要针对风险转变程度，通过政治、经济、文化等维度构建风险预警体系，将研究结果作为社会政策制定和实施的重要依据④。

4. 在公共危机方面的研究。作为社会风险可能导致的结果之一，也就是公共危机方面，国外学者更倾向于关注自然灾害和人为风险方面的研究。一些具有代表性的理论研究成果包括斯蒂文·芬克提出的危机的

---

① 许文惠：《危机状态下的政府管理》，中国人民大学出版社1998年版。
② 白钢、林广华：《论政治的合法性原理》，《天津社会科学》2002年第4期，第42—51页。
③ 梁树发：《社会与社会建设》，人民出版社2007年版。
④ 张新雨：《中国转型期社会政策创新的社会风险评估研究》，硕士学位论文，黑龙江大学，2019年，第44页。

生命周期理论，亚历大·柯兹敏、欧文·贾尼斯的危机决策研究，安·伯恩、乌里尔·罗森塔尔以及亚历山大·柯兹敏等人在危机类型学研究方面做出了突出的贡献，伊凡·米托夫构建了早期的危机管理模型，库姆斯、罗伯特·希斯等人则在危机传播领域取得了突破性的研究成果①②③④。对于公共危机相关研究成果的不断涌现，也为管理者应对公共危机提供了方法、理论和实践依据。

5. 在应急管理方面的研究。各国的应急管理相关措施主要是成立相关的管理机构或是依托行政部门来应对危机问题。比如美国成立了"联邦危机管理署"，而英国则建立了"伦敦应急服务联合会"等组织。除了相关机制的建立，各个国家针对应急管理也大都出台了相对应的法律条文。如俄罗斯政府通过制定《联邦紧急状态法》，明确规定了应急管理的相关制度；英国政府则紧随其后，制定了《国内紧急状态法案》等，专门针对紧急状态下的危机事件进行了相关法律规定；美国在911之后则采取了一系列措施来应对恐怖主义，包括成立国土安全部等；另外日本、加拿大、德国等国家也都采取了相应措施建立起了较为发达的管理体系与机制⑤。

（三）公共卫生事件衍生社会风险研究

在 web of science 中查询衍生风险，多围绕着金融工程展开，对金融

---

① Frewer L. J., Miles S., "Risk Perception, Communication and Trust, How Might Consumer Confidence in the Food Supply be Maintained?" *Food, People and Society*, Springer Berlin Heidelberg, 2001: 401 – 413.

② Jonge J. D., Trijp H. V., Goddard E., et al., "Consumer Confidence in the Safety of Food in Canada and the Netherlands: The Validation of a Generic Framework", *Food Quality & Preference*, 2008, 19 (5): 439 –451.

③ Brach S., Walsh G., Hille P., *Consuming Sustainably by Buying Organic Food: The Effect of Certified Third-Party Labels on Perceived Risk*, The Sustainable Global Marketplace, Springer International Publishing, 2015, pp. 414 –416.

④ Kang J., Kim S. H., "What Are Consumers Afraid of? Understanding Perceived Risk toward the Consumption of Environmentally Sustainable Apparel", *Family & Consumer Sciences Research Journal*, 2013, 41 (3): 267 –283.

⑤ Drabek T. E., Hoetmer G. J., Association I. C. M., *Emergency Management: Principles and Practice for Local Government*, International City Management Association, 1991.

衍生品的研究较多，其他领域的相对较少，但也有一些学者在衍生社会风险方面进行了研究。

近年来，公共卫生事件的频发愈发引起了更多人的关注。人们如何感知公共卫生事件以及事件的社会影响都成为人们在复杂条件下后续状态的起点，创造了复杂社会的独特多样性。在这些过程中，社会脆弱性和内外环境影响之间的相互作用会导致一些衍生的社会适应不良状态的出现和持续，进而衍生出一系列社会风险，各种社会风险不断扩散叠加乃至演化为危机①。如李思佳以具体事件为例，对17865名微博活跃用户的发帖进行随机抽样调查，在2020年1月20日宣布，将新型冠状病毒疫情的前后发帖进行对照，结果显示人们在得知消息后的消极心理如焦虑、抑郁和愤怒，以及对社会的敏感风险增加，积极情绪和生活满意度的得分降低②，这为衍生社会风险的出现提供了条件。派思③等人对寨卡危机发生时的多维风险沟通进行了研究。寨卡危机是一种新兴的流行病，在病理学、流行病学和广泛后果方面具有高度的不确定性，研究中主要提到两种风险，一种是由寨卡病毒直接引起的，另一种可能是由当局的风险管理措施而衍生的。在贫困地区，孕妇尤其容易受到这种病毒的影响，因此可能在当地衍生出一系列风险，如人口比例风险、冲突风险，等等，这些风险的不断扩散升级则会带来更大的负面效应。

通过这些实例发现，由于受到不同的文化、政治、社会等多因素的影响，民众的风险感知普遍高于技术专家④。在对风险的密切关注中，

---

① Morioka, Hirofumi, Ijichi, Shinji, Ijichi, Naomi, Ijichi, Yukina, King, Bryan H. , "Developmental Social Vulnerability as the Intrinsic Origin of Psychopathology: A Paradigm Shift from Disease Entities to Psychiatric Derivatives within Human Diversity", *Medical Hypotheses*, 2019 (126): 95 – 108.

② Sijia Li, Yilin Wang, Jia Xue, Nan Zhao, Tingshao Zhu, "The Impact of COVID – 19 Epidemic Declaration on Psychological Consequences: A Study on Active Weibo Users", *International Journal of Environmental Research and Public Health*, 2020, 17 (6): *PP* 2032.

③ Gui, Xinning, Kou, Yubo, Pine, Kathleen, Ladaw, Elisa, Kim, Harold, Suzuki-Gill, Eli, Chen, Yunan, [ACM Press the 2018 CHI Conference-Montreal QC, Canada (2018.04.21 – 2018.04.26)], "Proceedings of the 2018 CHI Conference on Human Factors in Computing Systems-CHI '18-Multidimensional Risk Communication", 2018: 1 – 14.

④ Slovic, P. , "Perception of Risk", *Science*, 1987, 236 (4799): 280 – 285.

环境、健康和安全的风险感知尤为突出，与其相关的事件比如大规模突发公共卫生事件的发生等更容易引发民众的担忧和关注。因此如果不能正确地理解民众是如何对风险进行建构的，很容易导致强烈的反对情绪与冲突①，进而衍生出一些社会风险并且扩散升级为危机事件。

公共卫生事件会衍生许多其他领域的风险，这些风险相互扩散、作用，对整个社会造成不良影响，因此如何有效应对公共卫生事件带来的风险也是学者们非常关注的问题。如巴巴拉②等人提出公共卫生事件对人口和社区造成严重威胁，公共卫生工作者作为必不可少的参与主体，由于生命健康受到威胁，医患间的冲突等衍生风险也随之而来。特别是在大规模突发公共卫生紧急事件时，从以个人为基础的护理转变为以群体为基础的灾难护理是公共卫生行业及工作者的一大挑战，因此，提高突发事件中的整体公共卫生护理能力是预防突发事件的重要前提，同时也是实施灾害准备工作必不可少的支撑。波格雷巴③等人为早期发现突发公共卫生事件和大型公共事件爆发建立现场综合监测系统。美国马里科帕县创建了一个以事件为目标的综合征监测（EVENTSS）系统，这一系统补充了长期以来以急诊科为基础的传统监测，并为公共卫生机构提供了可能聚集性疾病的快速报告。随着收集的数据越来越多，可以建立预测模型，以确定公共卫生响应的阈值水平，这大大提高了卫生部门的应对能力。

（四）社会预警方面的研究

在社会预警方面，国外学者的相关研究更多地倾向于通过构建风险指标，采用定量的方法系统地分析社会风险问题，以达到预测和预防社

---

①　Kin Che Lam, Lai Yan Woo, "Public Perception of Locally Unwanted Facilities in Hongkong: Implications for Conflit Resolution", *Local Environment*, 2009, 14 (9): 851–869.

②　Barbara J., Polivka, Sharon A. R. Stanley, Deanna Gordon, Kelly Taulbee, Gloria Kieffer, Sheryl M., McCorkle, "Public Health Nursing Competencies for Public Health Surge Events", *Public health nursing*, 2008, 25 (2): 159–165.

③　Pogreba Brown, Kristen, McKeown, Kyle, Santana, Sarah, Diggs, Alisa, Stewart, Jennifer, Harris, Robin B., "Public Health in the Field and the Emergency Operations Center: Methods for Implementing Real-Time Onsite Syndromic Surveillance at Large Public Events", *Disaster Medicine and Public Health Preparedness*, 2013, 7 (5): 467–474.

会风险的目的。通过对国外社会风险预警相关研究的梳理，大致可以分为以下三部分。

一是对社会发展中的风险进行相关理论分析和论证。贝尔在《后工业社会的来临——对社会预测的一项探索》中提出了对今后 30—50 年的预言，他不仅表示人们将会进入到"后工业社会"，还对整个社会结构的变化以及社会领域中多角度的变化和问题进行了预言①；吉登斯在《失控的世界》中提到随着时代的发展，这个世界我们所能控制的越来越少，整个世界将会面临一个失控的状态，在这个失控的世界里我们必须要面对之前所不存在的危险情况②；托夫勒在《未来的冲击》中指出未来人类将会面临一场又一场排山倒海般的甚至动摇我们根基的变动浪潮③；英国社会学家斯科特·拉什也提到在风险社会时代，人们的主要任务就是要去应对随着各种技术的飞速发展而带来的之前社会不存在的巨大风险④；罗杰·卡斯帕森提出了风险的社会放大效应，他认为危机事件与整个社会各个方面交互作用的方式会加强或削减对风险的感知并塑造风险行为，这些行为也会反过来造成新的社会或经济后果，这些后果远远超过了对人类健康或环境的直接伤害，导致更重要的间接影响，如义务、保险成本、对制度丧失信心、污名化、脱离共同体事务等⑤。

二是从公共危机管理与处置的角度进行研究。比如罗伯特·达尔建立的冲突模型，通过对危机事件的特征、背景、频率、强度、序列、事件骨干人物的观点倾向、关联网络、行动轨迹进行分析，进而预测可能

① ［美］贝尔：《后工业社会和来临——对社会预测的一项探索》，高锋译，商务印书馆 1984 年版。

② ［美］安东尼·吉登斯：《失控的世界——全球化如何重塑我们的生活》，周红云译，江西人民出版社 2001 年版。

③ ［美］阿尔文·托夫勒：《未来的冲击》，蔡伸章译，中信出版社 2006 年版。

④ ［英］斯科特·拉什：《风险社会与风险文化》，王武龙译，载《马克思主义与现实》2000 年第 4 期。

⑤ Roger Kasperson，*The Social Amplification of Risk：Progress in Developing An Integrative Framework*，*Social Theories of Risk*，Greenwood Press，1992.

引发的大规模冲突以及预防冲突的可能①；罗伯特·希斯建立的"4R"模型，将危机管理过程划分为缩减、预备、反应、恢复四阶段，整个流程都和预警防范工作相关，通过对特定危机环境的监视，将不良变化的反应发出信号给其他关联系统或是相关负责人②；联合国系统职员学院的研究者从冲突管理的角度提出了一种预警防范的分析框架，包括形势剖析、角色分析矩阵、冲突原因调查、复合分析、预防措施矩阵、情景建造等过程③。

三是一些用来评估社会风险指数进行预警的指标体系和数据模型的构建。首先是对风险评估指标体系的研究，学者埃·蒂里阿基安在1961年提出了可以测量社会动荡发生与否的指标体系框架，主要从三个方面入手，即都市化程度的增长、性的混乱及扩张以及对其进行社会限制能力的增长、非合法化宗教的增加④；20世纪60年代中期，社会学家雷蒙德·鲍尔等人在《社会指标》一书中首次应用了指标体系来衡量社会风险，将社会指标作为一种量化的数据，将其作为具有普遍社会意义的社会状况指数，引发了其他学者对于风险预警方面的研究热潮，这也在世界范围内引发了一场"社会指标运动"⑤；随着对于风险预警的研究不断深入，研究的领域也逐步扩展到政治领域与系统构建领域，20世纪60年代末期，社会学家F.汉厄提出第一个综合反映政治、经济和社会风险的评价指数系统，主要从金融指标和政府角度提取了相关的评价指标，包括外汇储备、外汇收入、融资能力以及政府的贪污腐败程度等指标，奠定了社会风险指标体系的初始

① Robert A Dahl, Bruce Stinebrickner, *Modern Political Analysis* (6th edition), NJ: Prentice Hall Press, 2002.

② Robert Heath, *Crisis Management for Managers and Executives*, *Financial Times*: Pitman Publishing, 1998.

③ Conflict-Sensitive Approaches to Development, Humanitarian Assistance and Peace Building: Resource pack. (http://www.conflictsensitivity.org).

④ 宋林飞：《中国社会风险预警系统的设计与运行》，《东南大学学报》（社会科学版）1999年第3期。

⑤ Raymond A. Bauer, *Social Indicators*, The MIT Press, 1967.

框架，该指标体系的建立也被称为"富兰德指数"①；同一时期，政治学家德罗尔提出了"系统群研究"的分析方法，确立了 12 项内容的指标体系，鼓励将社会预警的分析与公共政策自觉地结合起来②；理查德·艾斯特斯提出了测定社会不稳定最重要的六个指标：社会组织中的精英人物专权、人类需求得不到满足的情况、社会资源日趋贫乏、政治动荡不安、家庭结构处在崩溃状态、传统文化力量处在崩溃状态等③；爱兹等人基于社会冲突的问题首次构建了针对社会稳定性方面的指标体系，包括群众需求满足程度、社会资源分配程度，政治稳定程度等多个指标④；社会研究领域的代表人物英国学者罗德里克·齐舒姆从社会与生态环境的关系层面分析了衡量社会风险的指标体系，主要涵盖了人口、生态、资源、城市与经济等方面⑤；1989 年，兹比格涅夫·布热津斯建立了国家危机程度的预警指标体系，在学界产生了巨大轰动，该预警体系成功预测了东欧剧变，这更加激起了社会风险研究领域的热潮，也使得该指标体系成为众多后期研究的理论基础和参考对象⑥。此外，还有一些具有代表性的公共机构制定的社会预警指标体系，美国政府最先意识到该问题的重要程度，由美国纽约国际集团首次构建了衡量"国家风险"的预警指标体系。该指标体系主要包括社会秩序、领导权威、法律健全与官僚体制等 13 个政治指标，外债比例、融资条件等 5 个金融指标以及 6 个经济指标⑦；还有美国的"哈佛景

---

① Machlis G. E., Rosa E. A., "Desired Risk: Broadening the Social Amplification of Risk Framework", *Risk Analysis*, 2010, 10 (1): 161 – 168.

② Gough J. D., "Risk Communication: the Implications for Risk Management", *Lincoln University Centre for Resource Management*, 1991.

③ Estes, Richard J., *The Social Progress of Nations*, NY: Greenwood Press, 1984.

④ Smallman C., Smith D., "Patterns of Managerial Risk Perceptions: Exploring the Dimensions of Managers' Accepted Risks", *Risk Management*, 2003, 5 (1): 7 – 32.

⑤ Bird D. K., "The use of Questionnaires for Acquiring Information on Public Perception of Natural Hazards and Risk Mitigation—a Review of Current Knowledge and Practice", *Natural Hazards & Earth System Sciences*, 2009, 9 (4): 1307 – 1325.

⑥ Pagneux E., Gísladóttir G., Jónsdóttir S., "Public Perception of Flood Hazard and Flood Risk in Iceland: a Case Study in a Watershed Prone to Ice-jam Floods", *Natural Hazards*, 2011, 58 (1): 269 – 287.

⑦ Marsden B. G., *Impact Risk Communication Management* (1998 – 2004): *Has It Improved? // Comet/Asteroid Impacts and Human Society*, Springer Berlin Heidelberg, 2007.

气动向指数"、美国商务部的"先行指数";日本政府企划厅的景气动向指数,选择了当时经济发展中最敏感、最及时的 25 个指标;法国制定的包括失业率、物价、生产、国际收支、投资等项目的预警对策信号①;罗马俱乐部于 1972 年发布《增长的极限》一书,该书利用人口、能源、原料、环境、水源、卫生、食品、教育、就业、经济发展、城市条件、居住环境 12 个要素之间形成的一个相互作用的系统,试图建立代表未来学派思想的社会预警研究模型②;"瑞士和平"研究所提出了 FAST 模型,它分为定性分析和定量分析:定性分析采用 FAST 分析框架,包括冲突根源分析、直接原因分析和干预因素分析等,定量分析采用事件数据分析对冲突趋势进行数据统计和测算;联合国国际减少灾害战略机构秘书处分别于 1998 年、2003 年、2006 年召开三届国际预警大会,邀请世界各国的预警问题研究者和研究机构展示新的预警项目,讨论全世界的自然危害和风险,以及如何通过执行以人为本的预警,将危害影响减至最小③。

二　国内研究现状

（一）风险的定义、类型、扩散及应对研究

相较于国外对风险的研究,我国的研究起步较晚,学者们大概从 20 世纪 80 年代开始逐渐对风险进行了相关研究。

1. 风险的定义与类型

不同学者对风险的定义各不相同。学者们将风险一词与损失、危险、不确定性、危机等词语进行相关性与区别性的分析,大多数学者将风险定义为会对一定主体产生损害的可能性及结果的不确定性。如李培林等认为风险是指个人和群体未来遇到的伤害或损失的可能性以及对这种可能性的判断和认知④。

根据标准的不同,风险的类型也有多种划分方法。习近平总书记提出,

① 阎耀军:《现代实证性社会预警》,社会科学文献出版社 2005 年版。
② [美]梅多斯等:《增长的极限》,于树生译,商务印书馆 1984 年版。
③ 孟小非:《社会预警论》,博士学位论文,华中科技大学,2019 年,第 20 页。
④ 李培林等主编:《中国社会学》,社会科学文献出版社 2008 年版,第 835、836 页。

新时代我们面临的重大风险，既包括国内的经济、政治、意识形态、社会风险以及来自自然界的风险，也包括国际经济、政治、军事风险等①。

学者们依据自身研究视角的不同，将风险划分为不同的类型。如有学者将风险分为政治风险、经济风险、社会风险、金融风险、主权信用风险、突发灾害风险、军事风险等方面②。刘海猛将风险分为涵盖面较广的政治风险、经济风险和社会风险三大类型③。孙逸林、刘险峰等人在对页岩气开发项目中的社会风险耦合成因进行分析时，将风险划分为经济、政治、社会、环境四大类，并通过 Vensim 构建了社会风险耦合成因模型④。王刚从政府这一主体出发，对风险类型及其行为特性进行分析，基于中央政府与地方政府的对比分析，阐释中央政府面临的是统治风险，其可以细化为代理风险和社会风险；地方政府面临的是政治风险和行政风险⑤。沈正赋认为现代风险主要包括制度引发的风险、技术引发的风险、决策决定引发的风险和个人造成的风险等，人类的决策和行动已经成为风险的主要来源，人类成为风险的生产者和制造者⑥，这种被制造出来的人为风险或现代风险，直接对人类的生存和发展产生了威胁，逐渐取代了自然风险，成为人们面对的主要风险。薛澜等学者认为当前中国面临的不和谐因素引起的风险主要有生态灾难型、利益失衡型、权力异化型、意识冲突型和国际关系型。这五方面的引致因素和一般冲突的表现形式各不相同，比如生态灾难型风险的引致因素有环境破坏、疾病传播、各种自然突发事件，一般冲突表现形式有环境污染、自然灾

① 《习近平谈治国理政》第二卷，外文出版社 2017 年版，第 81 页。

② 王琛：《国家风险评价指标体系对比研究》，《经济与管理研究》2008 年第 6 期，第 51—55 页。

③ 刘海猛、胡森林、方恺、何光强、马海涛、崔学刚：《"一带一路"沿线国家政治—经济—社会风险综合评估及防控》，《地理研究》2019 年第 12 期，第 2966—2984 页。

④ 孙逸林、刘险峰、王建敏：《页岩气开发项目社会风险耦合成因分析》，《现代化工》2020 年第 11 期，第 7—13 页。

⑤ 王刚：《风险的规避、转嫁与控制策略：基于中央与地方政府的对比分析》，《中国行政管理》2020 年第 10 期，第 121—128 页。

⑥ 沈正赋：《社会风险视野中网络舆情的生成、传播及其信息治理——基于新冠肺炎疫情网络信息的梳理与阐发》，《安徽师范大学学报》（人文社会科学版）2020 年第 5 期，第 140—147 页。

害、突发性重大公共卫生和公共交通事件①。邹积亮对风险的划分进行了不同角度的总结，从涉及的主体来看，有个人风险、群体风险和社会风险；从涉及的领域来看，有政治风险、经济风险、文化风险、社会风险和生态环境风险；从产生的原因来看，有自然风险、人为风险，而人为风险中又有技术风险和制度风险两种情况；从发生的频率来看，有常规性风险与偶发性风险；从发生的时序来看，有传统风险与新兴风险等等②。需要注意的是，不同类型之间风险的划分都是相对的，而且它们之间还可能相互联系、相互转化进而形成更大的风险。

2. 风险的扩散

在中国知网上以"风险扩散"为主题进行搜索，可以检索到 835 篇文献，对总发文量进行年度分析后发现 1970—2002 年年发文量均在 10 篇以下，2003 年之后总体上呈现出上升趋势，表明风险扩散研究越来越受到学者们的重视。

从其研究内容上来看，风险扩散研究主要分为三个方面：金融领域风险扩散、突发事件风险扩散以及风险扩散的后果分析，即风险可能演化为危机事件的相关研究。

第一，金融领域风险扩散的相关研究在风险扩散研究中占据较高比例。在传统金融领域，针对风险扩散的研究已经有很多文献，大部分成果以静态视角研究风险评估、风险预警、风险控制、风险响应等传统的风险管理内容，忽略了风险扩散的复杂性和动态性这一根本特征，风险扩散是金融系统主体复杂行为和结构演化相互作用的结果，同时又会反作用于金融系统结构和主体行为，引起金融系统结构和行为的演化。如陈琼琼③针对农村供应链金融风险扩散进行研究，认为农村电子商务发展的不确定性引发农村供应链系统结构不稳定，加上不同参与主体的行

①　薛澜、张强、钟开斌：《危机管理：转型期中国面临的挑战》，清华大学出版社 2003 年版，第 17 页。

②　邹积亮：《政府突发事件风险评估研究与实践》，国家行政学院出版社 2013 年版，第 25—27 页。

③　陈琼琼：《农村供应链金融风险扩散机理研究》，硕士学位论文，浙江理工大学，2016 年，第 1 页。

为决策差异以及单个主体失效引发的系统性损失，农村供应链金融风险普遍存在。

第二，针对突发事件风险扩散的研究也日渐增加。如李爽等人①针对邻避风险的扩散机理进行系统研究，并提出相应的管控策略；邢开成②对气象灾害风险扩散机理进行系统研究，并对其进行评估应用；黄晓慧等人根据广州市卫健委发布的 COVID－19 流行病例数据，通过建立空间回归模型探究早期确诊病例聚集与公共空间风险的关系，并采用地理信息的空间分析方法，揭示广州市 COVID－19 在采取隔离防控前后的空间风险扩散特征，与 2003 年 SARS 疫情的空间扩散对比，说明了防控措施采取的有效性，为疫情的空间防控成效提供了进一步的参考依据③。孙典、薛澜等人对新兴技术风险感知扩散机理进行研究，社会民众在享受新科技带来便利的同时也会对新兴技术所引发的未知风险有一定的恐慌与抗拒心理，并经由特定的渠道扩散，产生风险感知的耦合效应，形成"耦合—演化"扩散机理④。

第三，风险与危机关系研究方面。风险指发生事件的潜在可能性，而危机则意味着风险发生的现实结果。由风险向危机的转变有很多诱发因素，如治理体系本身的弊端、应急管理部门缺乏权威性、重应急轻预防等因素都会使得风险识别效率、回应能力、解决效果大打折扣，从而造成全球风险扩散，进而演化为危机事件⑤。比如公共卫生事件发生后，按照《突发公共卫生事件应急条例》的相关规定，国务院卫生主管部门最快在 4 小时内就可以收到相关信息，但是在属地管理原则下，一些地

① 李爽：《环境邻避风险扩散机理及管控策略研究》，硕士学位论文，浙江财经大学，2019 年，第 59 页。

② 邢开成：《气象灾害风险扩散机理及评估应用研究》，硕士学位论文，兰州大学，2011 年，第 66 页。

③ 黄晓慧、付迎春、张君怡、杨骥、洪建智：《广州市新冠疫情早期时空扩散特征与公共空间风险探究》，《热带地貌》2020 年第 2 期，第 8—17 页。

④ 孙典、薛澜、张路蓬：《新兴技术风险感知扩散机理分析》，《科学学研究》2021 年第 1 期，第 2—11 页。

⑤ 周寒、何艳玲：《嵌套结构中的治理偏差：中国城市风险的危机转化》，《南京社会科学》2021 年第 2 期，第 83—92 页。

方政府由于事件的专业性和特殊性，迟报或者瞒报，则会埋下危机事件的种子。对此有学者建立了模型对其进行研究，如童星创建了"风险—灾害—危机演化连续统"模型，认为风险与危机之间具有隐形关联，而突发事件的发生就是一根导火索，直接成为风险与危机之间的隐形连接点，稍有处理不当或是应对不及时风险便会相互衍化并升级成为危机事件[①]。那么哪些突发事件的发生会更容易成为导火索，使风险升级为危机呢？佟瑞鹏从影响风险大小的两个要素：事件发生的不确定性和后果严重程度的相对大小角度出发，结合一些学者的观点，利用隐喻的方式建立了风险事件分类模型[②]，将风险事件分为黑天鹅事件、灰犀牛事件、大白兔事件、金丝猴事件这四类。对风险不确定性的量化方法一般采取两种，一种是依据直观判断对风险事件进行划分，另一种方法是根据历史发生概率，确定该事件发生的可能性。黑天鹅事件用来隐喻不可预测的重大稀有事件[③]；灰犀牛事件定义为发生的概率较大，但是容易被大家忽视，并且影响较大的事件[④]；大白兔事件暗喻发生可能性较低、后果严重程度小的风险事件；金丝猴事件暗喻发生概率高，但是后果的严重程度较小的事件。风险事件的类型并不是一成不变的，而是会在这四类中相互转化，其中，黑天鹅风险事件和灰犀牛风险事件更容易演化为危机事件。

综上所述，对风险扩散进行研究可以使我们清晰风险的发展脉络，并为决策者制定出科学合理的应对方案提供支持。

3. 风险的应对

风险的类型多、影响广等特点使得如何有效应对风险成为学者们研

①　童星：《社会管理创新八议——基于社会风险视角》，《公共管理学报》2012 年第 4 期，第 81—89、126—127 页。

②　佟瑞鹏、孙大力、郭子萌：《基于"隐喻"的风险事件分类模型及其转化关系》，《安全》2020 年第 7 期，第 8—15 页。

③　[美] 纳西姆·尼古拉斯·塔勒布：《黑天鹅：如何应对不可预知的未来》，万丹译，中信出版社 2008 年版，第 165 页。

④　[美] 米歇尔·沃克：《灰犀牛：如何应对大概率危机》，王丽云译，中信出版社 2017 年版，第 32 页。

究的热点之一。如王刚提出了风险化解的方式和类型，即风险的规避、转嫁与控制。风险的规避侧重于行为者避免自身遭受风险威胁；风险的转嫁即为行为者寻找风险承担的替代者；而风险的控制更侧重行为者对风险整体状态的把控①。我国正在不断完善风险防控体系和应急管理体系，将风险治理置于治国理政的突出位置，党的十九大将防范化解重大风险列为三大攻坚战的首位，这表明对风险的研究以及如何对重大风险进行防控将会成为研究的热点之一。

（二）社会风险的类型与应对研究

突发事件根源于社会风险，社会风险导致公共危机，突发事件使得社会风险与公共危机之间潜在的因果关系显性化②。因此，想要有效地控制、减少突发事件的发生，需要对社会风险进行系统深入研究，才能从根源上减少突发事件向公共危机事件的转变。

1. 社会风险的类型

社会风险的界定与风险相类似，但是更侧重于社会领域方面。而对于社会风险类型的了解是研究风险相关问题的基础。崔德华③从经济、文化、生态、政治、社会五个角度来分析我国当前的风险，将社会风险的表现分为三种，即贫富差距扩大的风险、群体性事件频发的风险、社会治安不断恶化的风险。龚维斌④以新冠肺炎疫情为例，探讨中国社会风险的产生、特点及其演变，将社会风险分为健康安全风险、社会信任风险、生活保障风险、社会稳定风险。王伟勤⑤将社会风险分为可保障型社会风险和无法

---

① 王刚：《风险的规避、转嫁与控制策略：基于中央与地方政府的对比分析》，《中国行政管理》2020 年第 10 期，第 121—128 页。

② 童星、张海波：《基于中国问题的灾害管理分析框架》，《中国社会科学》2010 年第 1 期，第 132—146、223—224 页。

③ 崔德华：《西方风险社会理论及其对我国构建社会主义和谐社会的启示》，博士学位论文，山东大学，2008 年，第 152 页。

④ 龚维斌：《当代中国社会风险的产生、演变及其特点——以抗击新冠肺炎疫情为例》，《中国特色社会主义研究》2020 年第 1 期，第 17—25 页。

⑤ Valente João Pedro, Gouveia Catarina, Neves Maria Carolina, Vasques Tatiana, Bernardo Fátima, "Small Town, Big Risks: Natural, Cultural and Social Risk Perception", *Psyecology*, Vol. 12, No. 1, 2021, pp. 76 – 98.

保障型社会风险。马长山①在对人工智能所带来的社会风险进行研究时，将社会风险分为涉及机器人伦理、人机关系伦理与人文精神危机的伦理风险；会产生数字鸿沟、贫富极化、"无用阶级"的极化风险；人工智能的异化发展、负面后果及其滥用引发的异化风险；随着人工智能技术的提高，不断发展的"黑箱社会""算法战争""监控国家"问题，对社会秩序和社会公平的维护带来了挑战，由此引起的规制风险；以及智能机器人应该承担什么样的责任，谁又来为他们负责的责任风险。王波②在对水利工程建设项目的社会稳定风险评估进行研究时，将社会风险分为社会风险暴露维度、社会敏感性维度、民众风险认知维度。社会风险暴露维度包括经济、生态、项目管理、安全与卫生影响等因子；社会敏感性维度涵盖了从业人口、产业结构、生存保障等因子；民众风险认知维度有社会环境、工程建设影响风险、认同风险和贡献度等影响因子。

2. 社会风险的应对

学者从不同角度切入，研究如何应对社会风险的问题。如童星、张海波③将公共危机与社会风险进行综合分析，认为公共危机的发生是从社会风险向公共危机演变的动态过程，在这一过程中的过渡点就是一些事件的触发。因此可以认为社会风险具有累积性、动态性与非线性，对社会风险的管理重点在于控制社会风险的扩大，避免其转化为公共危机。汪永成认为社会稳定风险的形成主要是在于政府回应民众的公共决策并不总是带来所期待的或是积极的效果，民众可能就此做出对抗性的态度或行为，导致政府与民众互动关系的崩溃，这种局面的产生虽然与民众期待的高低程度和需求的复杂性、多变性与难以整合性等因素有关，但同时也在于政府公

① 马长山：《人工智能的社会风险及其法律规制》，《法律科学》（西北政法大学学报）2018 年第 6 期，第 47—55 页。

② 王波、黄德春、华坚、张长征：《水利工程建设社会稳定风险评估与实证研究》，《中国人口·资源与环境》2015 年第 4 期，第 149—154 页。

③ 童星、张海波：《群体性突发事件及其治理——社会风险与公共危机综合分析框架下的再考量》，《学术界》2008 年第 2 期，第 35—45 页。

共决策本身所固有的局限性带来的不可控的决策后果①，比如政府失灵论、有限理性政府理论等，这表明一些风险的产生来源于政府的决策不当，政府在对社会风险的应对方面仍然需要做出更多努力。

学者认为想要有效地应对社会风险需要对社会风险进行评估。相较于国外对于社会风险评估较为成熟的研究，我国现有研究还处于发展阶段。在理论上多倾向于风险与稳定之间的关系研究，实践上侧重于重大事项社会风险评估、社会风险指标体系的研究。涂端午认为应对风险的首要任务就是风险评估，它包括风险识别、风险分析、风险评价，是科学决策的前提条件，也是提高决策者风险意识和风险防控能力的关键环节，应落实社会稳定风险评估机制，提前预判风险点，制定风险应对策略②。邓悦③对天津市社会稳定风险评估指标体系进行了研究，在对天津市社会稳定风险源进行分析的基础上，通过问卷调查，征询了 8 位专家对指标的建议并加以整理，构建了天津市社会稳定风险评估指标体系，运用层次分析法计算并确定各个指标权重，对其进行了实证分析。

（三）公共卫生事件衍生社会风险研究

1. 衍生社会风险的诱因研究

对哪些领域、哪些事件、哪些要素会诱发或者是容易衍生社会风险，学者从不同角度进行了分析。如童星、张海波认为，政治、经济、文化等子系统都离不开对社会大系统的依赖，因此任何一个领域的风险都会影响和波及整个社会，造成社会的动荡和不安，进而衍生社会风险④。龚维斌认为，所有类型的风险都有转变为社会风险的可能。与其他风险相比较，社会风险的致灾因子是多种多样的，其承灾体多为个人、群体、

① 汪永成、胡胜全：《"双一流"范围调整的社会风险：生成机理、特征表现与防控策略》，《深圳大学学报》（人文社会科学版）2020 年第 6 期，第 1—10 页。
② 涂端午：《深化教育改革中的决策风险防控》，《清华大学教育研究》2018 年第 2 期，第 32—37 页。
③ 邓悦：《天津市社会稳定风险评估指标体系研究》，硕士学位论文，天津理工大学，2019 年，第 46 页。
④ 童星、张海波：《中国转型期的社会风险及识别——理论探讨与经验研究》，南京大学出版社 2007 年版。

社会价值、社会结构、社会秩序①。刘延海在运用扎根理论对网络谣言诱致社会风险的演化过程研究中发现，其过程包括：规避损失态度形成、集合行为、事件平息以及次生风险4个阶段②。朱力③认为频发的群体性事件已经成为社会风险的信号，群体性事件是衍生社会风险的主要事件类型，这也是影响社会稳定最突出的问题，群体性事件作为社会冲突的主要表现形式，其衍生的社会风险会直接危及社会秩序。冯必扬对社会风险的研究视角、内涵和成因进行了研究，认为风险的研究有不确定性和损失性两种角度④，风险的本质就是由损失的不确定性带来的。从这两个角度出发提出了两对新的概念，即自致性损失和非自致性损失，有补偿损失和无补偿损失。其中，非自致性损失和无补偿损失是衍生社会风险转化为危机的重要因素。蒋晓丽认为，新媒体的不断发展为社会风险提供了前所未有的放大场域，一些事件经过媒体的放大很容易衍生一些社会风险。一方面，新媒体的发展与社会风险之间形成了高度的技术耦合，新媒体技术在风险扩散速度、扩散范围、感知渠道、体验效果、不确定性等方面大幅提升了风险放大的概率、加剧了其放大后果；另一方面，新媒体技术创造的文化进一步驱动了风险放大中的信息传播机制与社会反应机制，导致风险的非理性放大以及相关社会运动的激化，使得风险又衍生出其他更多的社会风险⑤。

2. 衍生社会风险间的关系研究

部分学者对衍生哪些风险、风险间的关系进行了研究。王刚⑥在对

---

① 龚维斌：《当代中国社会风险的产生、演变及其特点——以抗击新冠肺炎疫情为例》，《中国特色社会主义研究》2020年第1期，第17—25页。

② 刘延海：《网络谣言诱致社会风险的演化过程及影响因素——基于扎根理论的研究》，《情报杂志》2014年第8期，第155—160、195页。

③ 张海波、童星：《中国应急管理结构变化及其理论概化》，《中国社会科学》2015年第3期，第58—84、206页。

④ 冯必扬：《社会风险：视角、内涵与成因》，《天津社会科学》2004年第2期，第73—77页。

⑤ 蒋晓丽、邹霞：《新媒体：社会风险放大的新型场域——基于技术与文化的视角》，《上海行政学院学报》2015年第3期，第88—95页。

⑥ 王刚：《风险的规避、转嫁与控制策略：基于中央与地方政府的对比分析》，《中国行政管理》2020年第10期，第121—128页。

中央政府和地方政府的分析中提出，风险之间具有内在转化的特性，不同类型的风险由于管理控制不当，或者是效果外溢，会相互转化或是衍生。比如经济风险会衍生政治风险，环境风险会衍生社会风险，等等。也有学者对具体的风险转化做出研究，如向静林[1]对经济风险如何转化为政治风险进行研究，并构建了二者转化的分析框架。徐延辉[2]认为，由于环境恶化、流行病暴发等各种因素，风险正在逐步成为现代社会管理的基本构成要素之一，由风险感知而滋生的不安感和无力感会对民众的精神健康造成消极影响，这种感知会借助互联网的普及而出现风险的社会放大现象，信息的流动催化着风险感知。

3. 公共卫生事件衍生社会风险研究

究竟公共卫生事件会衍生哪些风险、其诱发因素是哪些，我们对此进行了梳理和分析。如盛艳等人基于对我国 22 省 6 类人群的社会调查，识别出疫情在各领域衍生的社会风险，将公共卫生事件衍生的社会风险分为了政治风险、人身风险、经济风险、外部风险、信息风险、社会保障风险、文化风险、环境风险和社会安全事件风险[3]，并在此基础上分析核心风险的产生原因及人群分布特征。曹正汉[4]通过对我国食物中毒案例进行部分收集整理，从分散社会风险这一角度出发来分析社会风险与地方分权间的关系。龚维斌认为，本次新冠疫情的暴发、扩散和防控引发了许多社会风险，这些社会风险既有全球化的共性特点，也有我国在现有发展阶段自身的特点。第一，即风险扩散具有跨界性，不仅跨越各行政区域，也会跨国扩散；第二，为区域化风险与内部化风险并存，将风险控制在一定行政区域内时，出现处理不当等问题就会使得风险在内部发生扩散、加重，在

① 向静林：《市场纠纷与政府介入——一个风险转化的解释框架》，《社会学研究》2016年第 4 期，第 27—51、242—243 页。

② 徐延辉、赖东鹏：《互联网使用、风险感知与城市居民的健康研究》，《中共中央党校（国家行政学院）学报》2021 年第 1 期，第 100—110 页。

③ 盛艳、余惠琴、张羽桐等：《新冠肺炎疫情视阈下衍生社会风险识别研究：基于 22 省 6 类人群的社会调查》，《武汉理工大学学报》（信息与管理工程版）2021 年第 3 期，第 203—209 页。

④ 曹正汉、周杰：《社会风险与地方分权——中国食品安全监管实行地方分级管理的原因》，《社会学研究》2013 年第 1 期，第 182—205、245 页。

本次疫情中，对区域进行封闭管理时，也会出现物资供给不足、医疗设备紧缺等内部化风险；第三，由单一风险向综合风险转化累积，公共卫生事件由于其复杂、多变和衍生性，很容易由单一的公共卫生风险或是生命健康风险衍生出其他社会风险。如生活保障风险、社会信任风险、经济安全风险、社会秩序和社会稳定风险等。现代化越是发展，风险的综合性就越强，不同风险之间转化和衍生的可能性也就会随之增大。第四，自然风险与人为风险交织叠加，由于人们的特殊饮食偏好，增加了自然风险产生的可能性。第五，随着社会的不断发展，风险的主观建构性越来越明显，社会风险这种主观建构性的增强，表现在社会舆论、社会心理对社会风险的影响越来越大。第六，不同社会阶层的人对风险的承受力不同，普通群众受到风险的影响力最大，在面对重大灾害和风险时，不同社会阶层的人对风险的感知是不同的，同时也表明巨大风险对各个阶层群众的影响也是不同的，对于社会中下阶层和弱势群体的伤害更大。第七，由于风险的衍生、扩散、变异，潜在的社会风险可能是长期且巨大的，就本次新冠疫情而言，特定时期的特定措施在短期内会达到有效控制疫情的效果，但是其可能发生的关联性长期风险却是巨大的。第八，从风险的积极作用来看，风险不同于毁灭，在给我们带来损失的同时，也会在一定程度上积累经验，完善我国相关的法律法规，提高国家治理能力和应对同类突发事件的处置能力[1]。巴曙松认为在国内外环境不稳定的情况下，由疫情衍生的各类风险不可忽视。这里既有发达国家宏观政策风险外溢、产业链、供应链循环受阻和国际贸易投资萎缩等不利因素，也有中国应对疫情期间的超常规政策逐步平稳退出等诸多考验，国内消费和制造业恢复常态也需要一个过程[2]。

此外，学者许鑫[3]对新冠肺炎疫情背景下企业管理者的风险认知与

---

① 龚维斌：《当代中国社会风险的产生、演变及其特点——以抗击新冠肺炎疫情为例》，《中国特色社会主义研究》2020 年第 1 期，第 17—25 页。

② 巴曙松、李成林：《防范疫情导致的衍生风险》，《中国银行保险报》2020 年 12 月 28 日。

③ 许鑫、黄婧：《新冠肺炎疫情下企业管理者风险感知与行为选择研究》，《图书馆杂志》2020 年第 12 期，第 117—127 页。

行为之间的关系进行了研究，通过构建结构式方程、参数估计、显著性检验后得到结论：疫情对企业管理者带来的财务风险和心理风险对防疫抗疫行为起积极作用，而当社会风险和健康风险的感知程度较深时，防疫抗疫行为则会呈现消极状态。张锋①以新型冠状病毒肺炎疫情为例，对公共卫生事件风险预警模型的建构进行研究，提出可以利用人工智能和深度学习等技术途径采集更为准确的数据，进而对突发公共卫生事件的态势进行预判研究，从而根据现实情况提出防范风险的具体措施。

近年来，重大动物疫情风险分析和评估引起了世界各国专家和学者的广泛关注。疫情风险分析是对影响疫病发展趋势的多方面因素如饲养管理、环境、生态、自然条件、社会发展等进行综合评价的一种疫情预测方法②。冯爱芬等③利用熵权法建立了有效的重大动物疫情发生风险的定量评估模型，李静等④应用层次分析法建立了高致病性禽流感疫情风险评估框架，均取得了良好的评估效果。王新⑤等应用模糊层次分析法构建了非洲猪瘟疫情风险评估模型，提出了动物疫情风险分析指标权重分配表，将非洲猪瘟疫情风险分析这一一级指标分为了饲养管理、肉品及生猪监督水平、传染病学因素、周边疫情威胁、环境及地理学影响5个二级指标。冯爱芬⑥构建了动物疫情潜在风险评估指标，建立了免疫保护水平、技术管理水平、防疫监督水平、养殖理性水平、内外疫情威

① 张锋：《基于大数据的重大突发公共卫生事件风险治理研究》，《理论视野》2020 年第 9 期，第 67—73 页。

② 张大伟：《基于移动 GIS 的动物疫情应急指挥平台设计》，《黑龙江畜牧兽医》2018 年第 16 期，第 108—112 页。

③ 冯爱芬、曹平华：《基于熵权—模糊综合评判的重大动物疫情风险评估模型》，《家畜生态学报》2014 年第 8 期，第 66—69 页。

④ 李静、王靖飞、吴春艳、杨彦涛、吉增涛、王洪斌：《高致病性禽流感发生风险评估框架的建立》，《中国农业科学》2006 年第 10 期，第 2114—2117 页。

⑤ 王新、冯鹏、田庆雷、吴萌萌、石龙飞、吴明谦、张靖飞、陈荣：《依据层次分析理论的非洲猪瘟疫情潜在流行风险评估模型的构建》，《动物医学进展》2020 年第 12 期，第 13—17 页。

⑥ 冯爱芬、曹平华：《基于熵权—模糊综合评判的重大动物疫情风险评估模型》，《家畜生态学报》2014 年第 8 期，第 66—69 页。

胁、环境影响力 6 个一级指标,二级指标由 20 个风险因素构成。李静等[1]对高致病性禽流感发生的风险因素进行划分,包括本地及周边地区疫情因素、饲养管理因素、气象因素、候鸟迁徙与分布等因素、生态环境、交通贸易、屠宰加工、家禽免疫等 8 方面因素,下设 17 个子风险因素。徐伟楠构建了重大动物疫情公共风险评估层次结构图,将我国重大动物疫情公共风险分为民众认知、养殖管理、疫情上报、检疫监管、舆情监控、应急管理 6 个方面,具体包括 24 项指标。将重大动物疫情危机对社会民众等部门的影响严重程度由严重到轻微划分为 5 个等级,其严重程度越高,则疫情公共危机所造成的影响越深,越难以挽回[2]。

公共卫生事件的发生不仅对人类的身心健康和生命安全带来威胁,同时也衍生出许多不稳定的社会风险因素,严重影响了国家经济发展和社会稳定。因此对公共卫生事件衍生社会风险的这些相关研究可以加强疫情衍生社会风险防控,提高应急管理工作针对性,增强风险辨识能力,为后疫情时期社会风险识别和风险防控提供科学依据。

(四)社会预警方面的研究

现代传媒的发展及其衍生的舆情为社会风险的传播提供了跨时空的渠道和平台,也进一步成为人们了解社会风险的依托,如何有效地对社会风险进行预警也成为学者关注的话题。

我国对社会风险预警系统的设计大致分为两种思路:信号分析法和概率分析法,又可称为反思性社会风险预警和实证性社会风险预警。前者主要通过分析哪些因素会影响风险的状态、导致危机的出现,进而为制定相应的对策提供依据;后者主要根据历史上各个安全状态下某些经济指标的表现,制定一套指标体系,运用历史数据或领域知识对指标的现状进行综合评价,判断社会系统的安全水平和发展趋势[3]。由于两种

---

① 李静、王靖飞、吴春艳、杨彦涛、吉增涛、王洪斌:《高致病性禽流感发生风险评估框架的建立》,《中国农业科学》2006 年第 10 期,第 2114—2117 页。

② 徐伟楠:《我国重大动物疫情公共风险评估体系研究》,硕士学位论文,北京农学院,2020 年,第 23—24 页。

③ 尹建军:《社会风险及其治理研究》,博士学位论文,中共中央党校,2008 年,第 52 页。

方法都有局限性，因此大多学者都将反思性与实证性相结合来对社会风险预警进行研究。

1989 年，宋林飞提出了社会风险早期预警系统，包括痛苦指数体系、贫富指数体系、腐败指数体系、不安指数体系；1995 年，从经济、政治、社会、自然环境、国际环境五领域构建警源、警兆、警情的五大类 49 个的社会风险预警综合指标体系；随后对社会风险监测与预警指标体系进行了研究，分为收入稳定、贫富分化、失业、通货膨胀、腐败、社会治安、突发事件七大类 40 个指标，较为完善地反映了社会风险孕育、发展与外在化表现的过程①，通过将这七类指标融入到社会风险的各个阶段进而建立了中国社会风险预警系统。并采用简单评价计分法，对系统中的各个指标进行量化处理，依照分值分为轻、中、重、巨四警级，各个警级对应的综合判断对策为安全、注意、治理、应急。

尹建军在参考阎耀军部分观点的基础上提出，社会风险预警系统包括警情监测、警源追溯、警兆分析、警级认定、预案储备五个子系统。社会风险的预警过程主要包括三个相对独立的环节，即信息收集、信息决策和协调疏导。这些环节的具体步骤包括：第一，指标设计。第二，信息采集。第三，信息处理。第四，专家分析。第五，预案制定。第六，部门协调②。

我国当前对社会风险预警的研究主要集中于模型分析、机制运行、指标体系的构建三方面。陈秋玲认为社会风险预警实质上是对社会安全运行稳定性程度的评判，其目的和作用是超前预控。从警源、警兆和警情出发构建风险分析模型和风险指标，用定性和定量的方式分析，进而对社会风险预警进行探索。在此过程中应注意社会风险预警指标体系的构建要考虑当前社会发展的情况以及社会稳定风险的因素进行制定。曾永全通过专家咨询方法和社会统计数据设立了风险预警指标体系的基本

---

① 宋林飞：《中国社会风险预警系统的设计与运行》，《东南大学学报》（社会科学版）1999 年第 1 期，第 69—76 页。

② 尹建军：《社会风险及其治理研究》，博士学位论文，中共中央党校，2008 年，第 66 页。

框架，共包含三级指标，并对指标进行了具体分析①。

对社会风险进行预警实质上就是起到一种指示作用，这种指示作用的有效性是依赖于不同事件的客观事实。前一步的结果到下一步的发展之间，是否存在某种有规律的必然性，这种必然性表现为一种稳定的因果关系，如果这种关系真实存在，那才能说社会风险的预警起到了一定作用。

第三节　研究方法、思路与框架

一　研究方法

（一）文献研究法

文献研究法主要是通过图书、期刊、报纸、网络等途径查找关于社会风险、衍生风险、公共卫生事件等相关内容，进行收集整理和深入分析，通过大量文献的阅读，可以梳理清楚国内外相关研究的现状，了解已有的研究水平和不足，为本书的研究奠定前期资料基础。

（二）案例分析法

本书的主要理论分析基础源于对国内众多公共卫生案例的总结与归纳，在进行收集、重写、整理和分析的过程中，获取有效数据支持，做到从案例中来，再回案例中去，通过抽取公共卫生事件的演化及其衍生社会风险的情景要素，进而构建大规模突发公共卫生事件的演化模型，为后续分析衍生社会风险的诱发因素、类型、扩散路径奠定基础。

（三）多维情景空间方法

多维情景空间方法是指在案例分析的过程中，将情景作为推演的基本单元，通过对其对象、要素的不断提炼、归纳，进而实现对案例情景全过程的推演描述，最后构建出公共卫生事件的演化模型，为后续分析做准备。

（四）结构方程模型

结构方程模型是基于变量的协方差矩阵来分析变量之间关系的一种

---

① 曾永泉：《转型期中国社会风险预警指标体系研究》，博士学位论文，华中师范大学，2011年，第11页。

统计方法，是多元数据分析的重要工具，它可以同时处理潜变量及其指标。依据上面多维情景空间方法提取出相关的要素和指标，通过分析各要素间的关系构建理论模型，并通过指标细化进行测算，进而得出各要素之间的相关关系。

二 研究的思路与框架

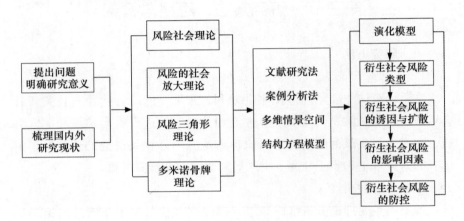

图 1-1　研究思路图

基于上述研究思路，本书研究框架如下：

第一章引言。从公共卫生事件频发这一大背景出发，着眼于公共卫生事件所可能衍生出来的社会风险问题，提出本书研究主题的学术价值和应用价值。并进一步在梳理国内外相关研究的基础上，了解已有研究的观点与不足之处，为本研究奠定基础。此外还对本文的研究方法及思路进行梳理，有利于对全文的脉络进行一定程度上的把握。

第二章是相关概念界定与理论基础。对于本研究涉及的核心内容，如公共卫生事件、社会风险和衍生社会风险进行了较为详细的界定，并梳理了与其相关度较高的理论研究，包括风险社会理论、风险的社会放大理论、风险三角形理论和多米诺骨牌理论。

第三章是衍生社会风险的类型与扩散。此部分主要是采用多维情景空间分析方法，在对已收集的案例进行细致剖析的基础上，构建出公共卫生事件的多维情景空间模型,并依此提出衍生社会风险的类型,理清衍生社会风险的扩散路径,为下一章的指标提取做准备。

第四章是衍生社会风险的影响因素分析。依据上面所构建出的演化模型,梳理各要素之间的逻辑关系,并细化要素的具体测量指标,采用结构方程模型进行数据的处理与测算,以便发现哪些因素是影响衍生社会风险的关键性指标。

第五章是衍生社会风险防控的相关策略。首先是基于风险感知与防控资源的二维框架归纳出防控策略的四种类型,然后结合上文所梳理的衍生社会风险的扩散过程,发现其扩散过程中存在的问题,并依据不同阶段提出相应的防控措施。

第六章是具体领域相关问题分析。包括突发公共卫生事件下的舆情演化问题、风险感知与心理健康的关系问题、公共卫生事件中的谣言问题以及扶贫策略转向问题,等等。

第二章　相关概念界定与理论基础

第一节　相关概念界定

一　公共卫生事件

"突发公共卫生事件是指突然发生，造成或者可能造成社会公众健康严重损害的重大传染病疫情、群体性不明原因疫病、重大食物问题、职业中毒以及其他严重影响公众健康的事件"①。一般来说，它包括传染病疫情、动物疫情、食品安全事件、职业中毒和其他有毒化学品中毒、不明原因事件、其他（如药害事件、预防性服药）这六大类事件。而且根据突发公共卫生事件性质、危害程度、涉及范围，可将其划分为特别重大（Ⅰ级）、重大（Ⅱ级）、较大（Ⅲ级）和一般（Ⅳ级）四级。具体如下②。

1. 有下列情形之一的为特别重大突发公共卫生事件（Ⅰ级）：

（1）肺鼠疫、肺炭疽在大、中城市发生并有扩散趋势，或肺鼠疫、肺炭疽疫情波及2个以上省份，并有进一步扩散趋势。

（2）发生传染性非典型肺炎、人感染高致病性禽流感病例，并有扩散趋势。

（3）涉及多个省份的群体性不明原因疾病，并有扩散趋势。

---

① 《突发公共卫生事件应急条例》，中华人民共和国中央人民政府，http：//www.gov.cn/gongbao/content/2011/content_1860801.htm。

② 《突发公共卫生事件分级标准》，中国疾病预防控制中心，https：//www.chinacdc.cn/jkzt/tfggwssj/gl/201810/t20181015_194984.html。

（4）发生新传染病或我国尚未发现的传染病发生或传入，并有扩散趋势，或发现我国已消灭的传染病重新流行。

（5）发生烈性病菌株、毒株、致病因子等丢失事件。

（6）周边以及与我国通航的国家和地区发生特大传染病疫情，并出现输入性病例，严重危及我国公共卫生安全的事件。

（7）国务院卫生行政部门认定的其他特别重大突发公共卫生事件。

2. 有下列情形之一的为重大突发公共卫生事件（Ⅱ级）：

（1）在一个县（市）行政区域内，一个平均潜伏期内（6 天）发生 5 例以上肺鼠疫、肺炭疽病例，或者相关联的疫情波及 2 个以上的县（市）。

（2）发生传染性非典型肺炎、人感染高致病性禽流感疑似病例。

（3）腺鼠疫发生流行，在一个市（地）行政区域内，一个平均潜伏期内多点连续发病 20 例以上，或流行范围波及 2 个以上市（地）。

（4）霍乱在一个市（地）行政区域内流行，1 周内发病 30 例以上，或波及 2 个以上市（地），有扩散趋势。

（5）乙类、丙类传染病波及 2 个以上县（市），1 周内发病水平超过前 5 年同期平均发病水平 2 倍以上。

（6）我国尚未发现的传染病发生或传入，尚未造成扩散。

（7）发生群体性不明原因疾病，扩散到县（市）以外的地区。

（8）发生重大医源性感染事件。

（9）预防接种或群体性预防性服药出现人员死亡。

（10）一次食物中毒人数超过 100 人并出现死亡病例，或出现 10 例以上死亡病例。

（11）一次发生急性职业中毒 50 人以上，或死亡 5 人以上。

（12）境内外隐匿运输、邮寄烈性生物病原体、生物毒素造成我境内人员感染或死亡的。

（13）省级以上人民政府卫生行政部门认定的其他重大突发公共卫生事件。

3. 有下列情形之一的为较大突发公共卫生事件（Ⅲ级）：

（1）发生肺鼠疫、肺炭疽病例，一个平均潜伏期内病例数未超过 5

例，流行范围在一个县（市）行政区域以内。

（2）腺鼠疫发生流行，在一个县（市）行政区域内，一个平均潜伏期内连续发病 10 例以上，或波及 2 个以上县（市）。

（3）霍乱在一个县（市）行政区域内发生，1 周内发病 10—29 例或波及 2 个以上县（市），或市（地）级以上城市的市区首次发生。

（4）一周内在一个县（市）行政区域内，乙、丙类传染病发病水平超过前 5 年同期平均发病水平 1 倍以上。

（5）在一个县（市）行政区域内发现群体性不明原因疾病。

（6）一次食物中毒人数超过 100 人，或出现死亡病例。

（7）预防接种或群体性预防性服药出现群体心因性反应或不良反应。

（8）一次发生急性职业中毒 10—49 人，或死亡 4 人以下。

（9）市（地）级以上人民政府卫生行政部门认定的其他较大突发公共卫生事件。

4. 有下列情形之一的为一般突发公共卫生事件（Ⅳ级）：

（1）腺鼠疫在一个县（市）行政区域内发生，一个平均潜伏期内病例数未超过 10 例。

（2）霍乱在一个县（市）行政区域内发生，1 周内发病 9 例以下。

（3）一次食物中毒人数 30—99 人，未出现死亡病例。

（4）一次发生急性职业中毒 9 人以下，未出现死亡病例。

（5）县级以上人民政府卫生行政部门认定的其他一般突发公共卫生事件。

在结合国家对公共卫生事件的分级标准及其影响范围判断的基础上，本研究重点对Ⅰ级特别重大、Ⅱ级重大和部分Ⅲ级较大的公共卫生事件进行分析研究。由于公共卫生事件具有突发性、快速传染性等特点，这类事件一经发生很可能会对民众的身体健康产生威胁，并且对社会稳定造成不良影响。因此，在应对公共卫生事件时，不应因处理当下事件的紧迫性而忽视了对其潜在的风险因子的判断。

鉴于公共卫生事件对民众生命健康安全产生的潜在威胁，以及对国家经济和社会稳定可能造成的负面影响，同时还考虑到事件存在着风险扩散性和处理紧迫性的内在属性，因此，对公共卫生事件进行研究时不能仅仅停留在对事件本身的分析上，还有必要对其可能衍生的一系列风险进行全过程研究。

二　社会风险

习总书记在会见全国社会治安综合治理表彰大会代表时的重要讲话中，提到广义的社会风险包括经济、政治、生态、意识形态等领域的所有风险，而狭义的社会风险是指相对独立的在社会领域存在的风险，是可能引发社会冲突、危害社会秩序和社会稳定的可能性[1]，具体可以概括为社会安全风险、社会公平风险以及城乡社会风险，这些风险带给人们的不安全感、相对剥削感都会产生影响社会稳定的因素，从而形成社会风险。

不同学者依据自己的研究角度不同，也都对社会风险给出了不同的界定。从国内研究来看，如宋林飞认为社会风险是所得分配不均、发生天灾、结社群斗、失业人口增加造成社会不安、宗教纠纷、社会各阶级对立、社会发生内争等因素引起的风险[2]；龚维斌将社会风险定义为一种认知与判断，是人们对一个地区或者一个国家甚至全球范围内的生命安全、价值规范、社会结构、社会关系和社会秩序等受到威胁或破坏的可能性的一种认知与判断[3]；夏玉珍等认为社会风险是由人类实践和社会性因素所引起的，人类社会和人们的社会生活在未来遇到危害的可能性以及对这种可能性的判断和认知，他详细探讨了处在转型期的中国社

① 习近平：《在会见全国社会治安综合治理表彰大会代表时的重要讲话》，《人民日报》2017年9月20日。

② 宋林飞：《中国社会风险预警系统的设计与运行》，《东南大学学报》（社会科学版）1999年第1期，第69—76页。

③ 龚维斌：《当代中国社会风险的产生、演变及其特点——以抗击新冠肺炎疫情为例》，《中国特色社会主义研究》2020年第1期，第17—25页。

会风险的源起、分配、承担以及传递[①]；冯必扬认为社会风险的内涵是社会损失的不确定性，具体来讲，社会风险是由个人或团体反叛社会行为所引起的社会失序和社会混乱的可能性[②]，等等。

国外学者的观点，大体可以分为两方面：一方面是从广义的角度来对社会风险进行定义，它是相对于自然界而言，指人类社会是一个包括政治、经济、文化等子系统的巨型复杂系统，即社会上发生的所有事件引发的风险都属于社会风险的范畴，例如，蒂鲍特·加伊德（Thibault Gajdos）[③] 认为社会风险是指在很多情况下都会涉及潜在的生命损失的情况，社会风险的来源包括飓风、地震、流行病、恐怖袭击、核灾难和桥梁倒塌等；而另一方面就是从狭义的角度来对其进行定义，即认为社会风险仅仅是指涉及社会领域方面的问题，一些政治领域、经济领域、法律领域等不在其范围内。

结合已有研究可以发现，目前对于社会风险的理解要么从范围上进行界定，要么从内容上进行归纳。在考虑已有研究和本书研究主题的基础上，我们将社会风险界定为：社会风险是由社会原因或是人为因素引起的对社会各领域正常的生产生活产生严重影响，造成社会失序、社会损失的各种不确定因素。

三　衍生社会风险

目前对于衍生社会风险的直接研究较少，在影响力较大的核心期刊范围内，以"衍生风险"和"衍生社会风险"为主题在中国知网上进行检索，时间范围为 1979 年至今，共检索出 389 篇文献。其中 2004—2011 年发表文献数量最多，均在 20 篇以上，研究主题多涉及金融衍生风险、衍生工具、产品等相关内容，占比 73%；其他内容如风险管理、控制防

---

① 夏玉珍、吴娅丹：《中国正进入风险社会时代》，《甘肃社会科学》2007 年第 1 期，第 20—24 页。

② 冯必扬：《社会风险：视角、内涵与成因》，《天津社会科学》2004 年第 2 期，第 73—77 页。

③ Thibault Gajdos, John A Weymark, Claudio Zoli, "Shared Destinies and the Measurement of Social Risk Equity", Vol. 176, No. 1, 2010, pp. 409–424.

范与实证研究等占比 27%，这表明对衍生风险特别是衍生社会风险的研究相对不足。

在 web of science 上检索"衍生风险"和"衍生社会风险"的相关研究，发现已有研究多围绕金融、工程等主题展开，对金融衍生品的研究较多，其他领域的相对较少，但也有一些在衍生社会风险方面的研究，只是多集中于自然灾害事件，如鲁伊斯（Ruiz）[①] 等人通过使用有限事件和相关概率来计算当地洪水水平，该研究基于 211 个事件，对所有可能发生的途径进行假设，用激光雷达导出的地形创建了一个网格，将假设的事件强加到一个水动力模型上，并计算风暴潮，利用这些结果，在结合洪水灾害和社会经济脆弱性地图的基础上创建了城市街区级别的洪水风险地图，然后对最坏情况下其可能衍生的一系列风险进行评估和预防；本森（Benson）[②] 等人在对利益相关方参与英国洪水风险管理进行研究中提到未来气候的变化会导致更频繁和更强烈的洪水事件，这种自然灾害的发生同样也会衍生一系列随之而来的社会风险；塞纳（Sena）[③] 等人通过指标测算得出干旱灾害风险指数，从而向市政当局说明与干旱相关的健康风险因素都有哪些，等等。

在考虑已有研究和本书研究主题的基础上，我们将衍生社会风险界定为：衍生社会风险是指大规模突发公共卫生事件发生后，由于事件本身或治理者防控不当所诱发的危及社会稳定、社会秩序和导致社会冲突的可能性及各类相关因素的总和。

① Ruiz-Salcines, P. Appendini, C. M. Salles, P. Rey, W. & Vigh, J. L., "On the Use of Synthetic Tropical Cyclones and Hypothetical Events for Storm Surge Assessment Under Climate Change", *Natural Hazards*, Vol. 105, 2020, pp. 1 – 29.

② Benson, David; Lorenzoni, Irene; Cook, Hadrian (2015), Evaluating Social Learning in England Flood Risk Management: An 'Individual-community Interaction' Perspective, Environmental Science & Policy.

③ Sena A., Ebi K. L., Freitas C., Corvalan C. & Barcellos C., "Indicators to Measure Risk of Disaster Associated with Drought: Implications for the Health Sector", *PLOS ONE*, Vol. 12, No. 7, 2017.

第二节　理论基础

本书以风险社会理论、风险的社会放大理论、风险三角形理论以及多米诺骨牌理论为基础，具体探讨衍生社会风险的诱因、类型、扩散以及防控策略选择。由于风险是一种客观存在的社会现象，各领域、学科的学者从不同的角度都对其加以研究，下面具体介绍四种相关理论。

一　风险社会理论

风险社会是 1986 年德国著名社会学家乌尔里希·贝克[①]首次提出的，他对风险社会的特征进行了详细的介绍，认为社会制造的新的风险同样会对人类造成威胁。风险社会这一理论的提出起初并没有获得西方学术界的重视。随着科学技术的快速发展，以及两件导火索事件的出现：切尔诺贝利核泄漏事件和英国传染性疯牛病事件，学者们逐渐注意到了一系列人类活动带来的问题也是不容小觑的。在经济全球化的社会背景下，风险社会理论开始逐渐受到西方学者的关注和研究。

贝克对风险社会理论的研究可以划分为两个时期，前期他认为"风险是系统地处理现代化本身引致的危险和不安全感的方式"[②]，后期则强调了风险的现实性与建构性，对风险社会的理解向制度主义转变，并立足于后现代主义、现代化和全球化的视角，拓宽其理论视野[③]。贝克认为[④]，风险社会有以下几个特点：一是未知性，在风险社会中，一切都是未知的，没有任何人可以精确预知或者感知事情将会向哪一方面发展，封建社会人们常常讲迷信，那是不科学的，没有科学依据，如果什么事都可以预见，那么人们也不会为未来担忧。二是可控性，既然风险是不

---

① ［德］乌尔里希·贝克：《风险社会》，何博闻译，译林出版社 2004 年版。
② ［德］乌尔里希·贝克：《风险社会》，何博闻译，译林出版社 2004 年版，第 19 页。
③ 王京京：《国外社会风险理论研究的进展及启示》，《国外理论动态》2014 年第 9 期，第 95—103 页。
④ ［德］乌尔里希·贝克：《风险社会》，何博闻译，译林出版社 2004 年版。

可预知的，那么当风险来临的时候，能否控制风险或者将风险所带来的后果降至最低，就是相关管理部门所要关注的问题。三是时代性，相比传统的风险，现代的风险随着时代的变迁、社会的发展所呈现出的形式大不一样。在传统社会中，人们依靠自身的认知和力量，尚能使人类社会按照思维的惯性有秩序地发展。但是，在全球化发展浪潮中，随着科学技术的进步，这种惯性思维已经完全把控不了自然和社会的发展方向，社会的不确定性和不可预测性日渐增多，人类不得不面对更多未知的风险，现代风险已经在很大程度上改变了社会的运行逻辑。

继贝克之后不少学者对风险社会理论进行了补充和批判。吉登斯与贝克一样从现代化角度阐释"风险社会"，认为"我们生活于其中的世界是一个可怕而危险的世界"，"不管我们喜欢与否，有一些风险是我们大家都必须面对的，诸如生态灾变、核战争，等等"。① 因此，他认为风险社会是由于新技术和全球化所产生的，与早期工业社会不同的社会特性是现代性的一种后果②，并从一开始就强调对制度风险的关注，还创新性地将风险与危害、危险进行了区分，将风险划分为外在的风险和人为的风险。③ 与贝克强调"生态民主政治"区别于传统政治体制的独特性这一点不同，吉登斯则强调"生态政治""生活政治"与传统政治的关联④。吉登斯对风险社会的研究，扩大了风险社会理论在世界的影响范围，推动了风险社会理论的发展。

以道格拉斯和拉什为主要代表的学者则主张从文化层面研究风险社会。道格拉斯创新性地将文化与风险社会联系起来，他认为，在社会上实际的风险并没有增多或是减少，只是因为文化的差异导致人们对风险

---

① ［英］安东尼吉·登斯：《现代性的后果》，江西人民出版社 2001 年版，第 9、29—31 页。

② 张文霞、赵延东：《风险社会：概念的提出及研究进展》，《科学与社会》2011 年第 2 期，第 53—63 页。

③ 尹建军：《社会风险及其治理研究》，博士学位论文，中共中央党校，2008 年，第 3 页。

④ 刘岩：《风险意识启蒙与反思性现代化——贝克和吉登斯对风险社会出路的探寻及其启示》，《江海学刊》2009 年第 1 期，第 143—148、239 页。

的感知出现偏差①。斯科特·拉什也主张从"风险文化"层面解读"风险社会",他认为贝克和吉登斯关于风险社会理念是制度主义的,他们把风险置于一个制度建构起来的风险社会中,这个"风险社会"是规范有序、垂直构架并且是基于个人的,缺乏对文化的关注②。也有学者从系统的角度出发,如德国学者卢曼基于他提出的社会系统论对风险社会展开研究,他认为所谓现代社会是一个"有风险的"社会,就是指一个充满复杂性和偶变性的社会系统本身就是有风险的。风险问题分散在不同的"自我指涉的"功能系统中,所以它们不可能从根本上得到消除和解决③。

总之,我们现在正处于一个与传统社会完全不同的"风险社会"之中,现代化的发展在给我们创造出无数机会的同时也带来了许多挑战。大规模突发公共卫生事件发生后,由于民众对风险感知的变化以及各种潜在风险因子的威胁,不论是由于主观因素还是客观因素都会催生许多衍生社会风险。风险无处不在,我们无法避免,但是可以通过对风险的研究对它进行识别、阻断、消减等全过程的防控管理,进而降低衍生社会风险带来的损失。

二 风险的社会放大理论

20世纪80年代,风险的社会放大理论从西方风险研究的背景中脱颖而出。美国学者针对以往风险评估技术忽略社会因素权重的局限之处,将媒体传播理论与组织层面的风险应对相结合,从心理学、社会学以及文化视角对风险感知与相关行为进行研究,提出了"风险的社会放大"这一综合核算社会风险动态过程的系统框架(简称SARF),并基于此构

---

① 黄剑波、熊畅:《玛丽·道格拉斯的风险研究及其理论脉络》,《思想战线》2019年第4期,第13—21页。

② 张文霞、赵延东:《风险社会:概念的提出及研究进展》,《科学与社会》2011年第2期,第53—63页。

③ 何小勇:《当代西方社会风险理论的马克思主义批判》,《天府新论》2010年第4期,第5—9、36页。

建风险放大模型①。风险的社会放大是指那些相对较小的风险事件，却引发大规模的民众关注，并且导致重大的经济和社会影响。风险事件与心理、社会、文化和体制等相互作用，这种交互效应和方式会加强或衰减人们对风险的感知，诱导风险行为。民众和政府的行为反应又会转化和衍生出新的风险事件，形成风险的放大。在这个框架中，风险一部分被概念化为一种社会建构，另一部分被概念化为某种危险或事件的一种客观属性。②

学界对风险的社会放大理论研究主要包括以下几个层面：一是风险的社会放大框架中信息源、信息渠道、社会站、个体站中各类要素的深入研究；二是风险的社会放大带来的涟漪效应与次级/三级后果的系统的、跨灾害的探讨研究；③三是对风险的社会放大理论的哲学基础的深化。④风险的社会放大过程可以看作一个受到信息传播系统、相关机构决策、民众态度反应等多因素影响，对个体和群体产生负面影响，以及对社会和经济造成严重危害的多阶段演化的动态循环过程。⑤近二十年来，风险的社会放大框架在公共卫生、工程技术、环境治理、经济投资、网络安全等国际前沿领域得到了广泛应用，已经成为阐释分析现代社会风险感知与其传递路径、影响机制的代表性理论基础⑥。

本书结合风险的社会放大理论，主要对大规模突发公共卫生事件中的群体作用进行分析，重点对风险是如何在群体中逐步放大并进而诱发出一系列衍生社会风险进行剖析和说明，从而提示相关管理者在对风险进行应对时要注意群体作用下的风险放大，对风险信息传递和民众的反

---

① Pidgeon N., Hood C., Jones D., etc., *Risk Perception*, London：Royal Society, 1992.

② ［英］尼克·皮金、［美］罗杰·E.卡斯帕森、［美］保罗·斯洛维奇编著：《风险的社会放大》，中国劳动社会保障出版社 2010 年版，第 350 页。

③ ［英］尼克·皮金、［美］罗杰·E.卡斯帕森、［美］保罗·斯洛维奇编著：《风险的社会放大》，中国劳动社会保障出版社 2010 年版，第 22 页。

④ 王京京：《国外社会风险理论研究的进展及启示》，《国外理论动态》2014 年第 9 期，第 95—103 页。

⑤ Pidgeon N., Hood C., Jones D., etc., *Risk Perception*, London：Royal Society, 1992.

⑥ 段文杰、李亚璇、秦胜杰等：《风险感知的社会放大效应与治理》，《社会工作》2020 年第 6 期，第 62—76、110 页。

应机制密切关注，增强政府主体的信任度，降低其衍生社会风险滋生的可能性。

三 风险三角形理论

"公共安全三角形"理论模型是由范维澄等学者提出的，该模型能够透视突发事件的发生及发展演变的全过程，从而为公共安全决策提供整体考量。模型的3条边分别代表突发事件、承灾载体和应急管理，联结3条边的节点是物质、能量、信息等灾害要素。公共安全三角形理论认为，突发事件从发生、发展到造成灾害作用直至采取应急措施的全过程贯穿了三个主体，分别是承灾载体、突发事件和应急管理。其中，突发事件关注的核心是突发事件从孕育、发生、发展到突变的演化规律及其风险作用的类型、强度与时空特征；承灾载体关注的核心是突发事件作用下和自身演化过程中的状态及其变化；应急管理的核心是通过人为干预预防来减少突发事件的发生或降低突发事件灾害作用的强度①。值得注意的是，承灾载体的破坏可能存在着自身蕴含的灾害要素被意外释放，从而导致突发事件的次生或衍生，产生连锁反应形成突发"事件链"。为了减少突发"事件链"带来的损失，应及时关注承灾载体的动态过程。公共安全"三角形"框架与事件链原理的优越性体现在，能清晰明了地囊括某一案例的全部因素，能够显示突发事件、承灾载体和应急管理三者的关系以及事件发展演变的过程，能够从一个环环相扣的闭合模型中挖掘导致突发事件发生的灾害要素和影响承灾载体受损程度的因素，从而在应急管理的预防、准备、响应和恢复过程中采取针对性的措施，防止次生灾害的发生②。

后来，公共安全三角形理论又进一步发展为风险三角形理论，揭示致灾体的危害性、承灾体的脆弱性与应急管理的不适应性之间此消彼长

---

① 范维澄、刘奕、翁文国：《公共安全科技的"三角形"框架与"4+1"方法学》，《科技导报》2009 年第 6 期，第 3 页。

② 张鼎华、谭诺、李嘉莉等：《基于"三角形"框架的食源性畜禽产品质量安全突发事件分析》，《科技管理研究》2016 年第 15 期，第 217—222 页。

的复杂关系。就公共卫生事件而言，病毒或是事件本身的危害性、利益群体和整个承险系统的脆弱性、应急管理能力的不适应性，共同促成了各类社会风险的产生①；而风险三角形理论为研究社会风险的辨识、分析和防控提供了坚实的理论基础。此外，还有学者基于风险三角形理论，从微观层面展开研究，构建出社区风险防范的三角形模型：以社区风险为中心，将风险防范主体要素（人、物和系统）看作社区风险的主要承灾载体和社区风险的主要来源，在此基础上开展监测监控、预测预警和综合防范②。

　　本研究结合风险三角形理论，对风险源即衍生社会风险的诱发因素进行分析，发现在风险源这一阶段的问题，并有针对性地提出风险扩散的防控策略。

四　多米诺骨牌理论

　　1931 年 W. H. Heinrich 提出了多米诺骨牌理论，他认为风险发生具有类似倒塌的多米诺骨牌墙的特征，风险的发生分 5 步进行：系统和社会环境、人的过错、伴随机械和物理伤害的不安全行为、事故、危险或损失。该理论认为只要排除中间步骤的发生，就会像抽掉了中间一块骨牌的多米诺骨牌墙那样终止倒塌，从而预防风险的发生。多米诺骨牌理论强调风险因素、风险事件和风险结果之所以相继倾倒的主要原因是人的错误行为，强调人为的因素③。而倾倒带来的损失必须对 5 个步骤都予以管制，但主要精力应集中在事故以及引起事故的直接原因上④。换个角度来说，风险损失控制应着重关注造成风险的直接原因。

　　① 龚维斌：《当代中国社会风险的特点——以新冠肺炎疫情及其抗击为例》，《社会学评论》2020 年第 2 期，第 21—27 页。

　　② 贾楠、陈永强、郭旦怀、刘奕：《社区风险防范的三角形模型构建及应用》，《系统工程理论与实践》，2019 年第 11 期，第 2855—2864 页。

　　③ 朱鲲：《基于风险能量分析的经济系统风险管理研究》，博士学位论文，清华大学，2004 年，第 5 页。

　　④ 杜守梅：《供应链突发事件扩散机理研究》，硕士学位论文，上海交通大学，2008 年，第 21 页。

随着多米诺骨牌理论在金融、保险、财政等行业的广泛应用，该理论的实用效果得到验证，其优越性体现在以下几个方面：一是理论的结构完善，内容充实；二是结构精巧，具有风险量化模型和成熟的量化分析方法；三是具有坚实的数学理论工具作为支撑，逻辑严密。此外，运用多米诺骨牌理论能够通过两种途径实现对风险的降维观测，第一是减少要分析的风险因素的数量；第二是简化风险因素之间的关系。但该理论也存在着局限性，一是一些不规则风险因素难以量化。二是当风险特征不明确和系统特征不具有一般性特征时，风险因素和风险事件之间的因果关系不容易解释。①

本研究基于大规模突发公共卫生事件衍生社会风险扩散的风险源—动态风险流—风险后果的链式特征，以多米诺骨牌理论为依据，从风险源、风险流和风险后果三个阶段入手，探索如何抽掉关键的"一张牌"，从而阻断衍生社会风险的扩散。

---

① 朱锟：《基于风险能量分析的经济系统风险管理研究》，博士学位论文，清华大学，2004年，第15页。

第三章　衍生社会风险的类型与扩散

第一节　案例收集与模型构建[①]

一　案例收集

突发公共卫生事件，是指突然发生，造成或者可能造成社会民众健康严重损害的重大传染病疫情、群体性不明原因疾病、重大食物和职业中毒以及其他严重影响民众健康的事件[②]。本书以突发公共卫生事件原案例为研究对象，重点剖析案例中所涉及的衍生社会风险问题。

案例的选择基于以下几个标准：1. 发生时间。选取 1949 年至 2021 年间在中国发生的突发公共卫生事件案例；2. 涉及范围（人数）。选取发生在公共领域的、涉及范围较广、危害较大的事件（主要根据突发公共卫生事件分级标准的 Ⅰ、Ⅱ、Ⅲ 和 Ⅳ 级），小范围的个案不在考虑之列；3. 案例来源。根据公开的权威媒体、报纸、期刊等报道整理而成；4. 涉及内容。突发公共卫生事件所包含的传染病疫情、动物疫情、食物和职业中毒、群体性不明原因疾病以及其他严重影响民众健康的事件，重点关注事件发生、发展过程中所产生的衍生社会风险。根据以上标准，经过多次筛选，选取了与主题相关度高的 448 起案例。考虑到大规模突发公共卫生事件的研究背景，重点选取和分析了其中

[①]　本节部分内容发表在《大规模突发公共卫生事件下衍生社会风险的类型与防控策略》，《中国行政管理》2020 年。

[②]　《突发公共卫生事件应急条例》，中华人民共和国中央人民政府，http://www.gov.cn/gongbao/content/2011/content_1860801.htm。

特别重大、重大和部分较大的公共卫生事件，最终得到样本 107 起，作为分析的数据来源（如表 3-1 所示）。

表 3-1　　　　　　　　　案例汇总表①

序号	事件名称
1	1978 年云南不明原因猝死事件
2	1984 年天津市塘沽区霍乱疫情事件
3	1988 年上海甲肝事件
4	1989 年海南两市两县霍乱疫情事件
5	1989 年黑龙江绥化地区马属动物传染性支气管炎事件
6	1991 年吉林省首次发生牛流行热疫情事件
7	1992 年吉林省黄牛猝死症事件
	……
31	2003 年非典事件
	……
40	2005 年 H5N1 禽流感疫情事件
	2008 年云南省刺五加注射液事件
	2008 年三鹿奶粉事件
	2009 年甲型 H1N1 流感事件
	2009 年凤翔血铅事件
	2009 年江苏盐城水污染事件
	2010 年山西疫苗事件
	2011 年河南双汇"瘦肉精"事件
	2012 年广西龙江镉污染事件
87	2013 年 H7N9 禽流感疫情事件
	……
91	2015 年山东非法疫苗事件
	2018 年辽宁省非洲猪瘟（ASF）疫情事件
	2018 年长春长生疫苗事件
	……
106	2020 年新冠肺炎事件
107	……

注：限于篇幅，仅列出部分案例。

———————————

① 来源：根据所收集案例绘制。

如图 3 - 1 所示，在 107 起公共卫生事件中，传染病案例有 21 起，动物疫情案例有 18 起，食物中毒案例有 23 起，职业（化学污染）中毒案例有 13 起，不明原因案例有 5 起，其他案例有 27 起。

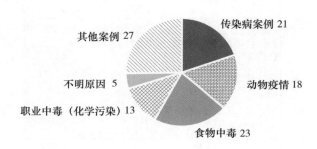

图 3 - 1　公共卫生事件类型

二　基于案例的多维情景空间模型

所谓多维情景空间分析法，是指"案例—情景—次级情景—对象—要素"五层架构的案例模型，以情景作为推演的基本单元，以要素作为情景表达的基本维度，建立多维空间坐标系统，从而将情景表达为多维情景空间中由若干个"点"形成的"轨迹"①；多维度、多层级和推广性是多维情景空间的三大特点②。本书采用多维情景空间分析方法，以 107 起案例为基础，以情景为核心，建立多层次表达，进而发现和归纳公共卫生事件和其中衍生社会风险演化的要素属性；将 107 起案例中的80%（86 起）作为基础研究案例，其余20%（21 起）作为验证性案例。

如图 3 - 2 所示，案例展示了事件从爆发到结束的整个过程，是一系列真实发生的情景；情景是对案例的拆分，展现了每个切片的时间和空间信息；次级情景同样来源于案例，是对情景的详细描述，一个情景可能与多个次级情景相对应；对象是事件的承担者或者应对的决策者；要

---

① 钱静、刘奕、刘呈、焦玉莹：《案例分析的多维情景空间方法及其在情景推演中的应用》，《系统工程理论与实践》2015 年第 10 期，第 2587 页。
② 钱静、刘艺、刘呈、焦玉莹：《基于多维情景空间表达的两层案例检索算法研究》《管理评论》2016 年第 8 期，第 39 页。

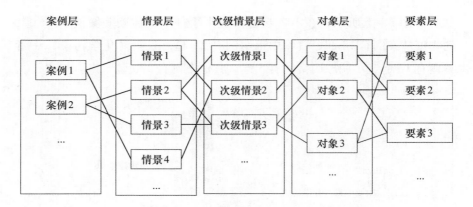

图 3 - 2　多维情景空间五层架构

素是拆分案例之后出现频率最高的并且体现案例内容主要特点的信息①。具体案例分析如表 3 - 2 所示。

表 3 - 2　　　　　　　　　　具体案例分析节选②

情景 S	次级情景 S'	对象 O	要素 F
S1 2002 年 12 月 5 日，河源市人黄杏初首先在诊所治疗病情加重，16 日晚，世界首例病人黄杏初发病后住院	S'1 出现首发病例	O1 患者 O2 诊所	F1 发生时间 F2 发生地点
S2 2002 年底，非典开始在中国南部广东省传播流行，部分医疗系统人员受到感染，甚至死亡	S'2 疫情蔓延	O3 事件 O4 医护人员	F3 区域范围
S3 有关致命传染病的消息通过非正式渠道在广东传播，出现熏白醋、喝板蓝根能预防怪病的传言	S'3 医护感染（导火索） S'4 谣言四起	O3 事件	F4 谣言内容
S4 2003 年春节长假后期，广东进入 SARS 病发高峰期，关于非典型肺炎传染并死人的惊人消息也开始在广东大范围传播	S'5 事件升级 S'4 谣言四起	O3 事件	F5 事件等级 F4 谣言内容

---

①　张鼎华、李卫俊、李丞、申世飞：《基于深度学习的多维情景空间下群体性事件分析与预测研究》，《中国管理科学》2020 年第 8 期，第 173 页。

②　依据案例分析过程个人绘制。

续表

情景 S	次级情景 S'	对象 O	要素 F
S5 2月8日—10日，传统新闻媒体受体制所限保持沉默、政府权威部门声音缺失	S'6 媒体沉默 S'7 政府失声	O5 媒体 O6 政府	F6 应对态度
S6 关于非典的传言通过电话、短信、互联网迅速扩散并越来越耸人听闻	S'4 谣言四起	O5 媒体 O7 民众	F7 传播渠道
S7 平时一大包10元以下的板蓝根一下子飙升到三四十元，白醋价格也节节攀升，从10元至80元、100元，演变为一场绝大多数家庭都卷入了的大规模抢购风潮	S'8 抢购热潮 S'9 哄抬物价 S'10 全民恐慌	O7 民众 O8 商家 O9 市场监管部门	F8 信任危机 F9 社会恐慌
S8 2月10日，政府官方开始解禁，媒体获得许可对非典进行公开报道	S'11 政府发声	O5 媒体 O6 政府	F6 应对态度 F10 应对时间
S9 媒体的大规模介入迅速扼制了在广州市民中蔓延多日的恐慌，对板蓝根、白醋、口罩的抢购也于11日至12日基本平息	S'12 积极应对	O5 媒体 O7 民众	F6 应对态度 F11 效果呈现
……	……	……	……

注：为说明"情景—次级情景—对象—要素"方法的运用，本文仅截取部分研究过程作为例证。

以此类推，对86起案例分别进行拆分，在对所有要素进行分析、比较之后进行整合，最终归纳出33个要素属性（如图3－3所示），并根据实际含义归纳成七大类，即环境因素、事件属性、群体作用、事件应对、衍生社会风险类型、衍生社会风险防控和承险系统脆弱性。在此模型基础上，继续通过其余21起案例对其进行验证性分析，发现所涉及因素均能纳入目前的要素体系之中，并未出现新的要素指标，因此可以说本模型较为稳定。

在对案例进行拆分和分析之后，可以发现环境因素、事件属性和事件应对主要是表征公共卫生原事件，而衍生社会风险类型、衍生社会风险防控、群体作用和承险系统脆弱性则主要表征事件中的衍生社会风险情况。具体来看，环境因素包括发生时间、持续时间、发生地点和区域范围四个方面；事件属性包括事件类别和事件级别两个方面，事件类别

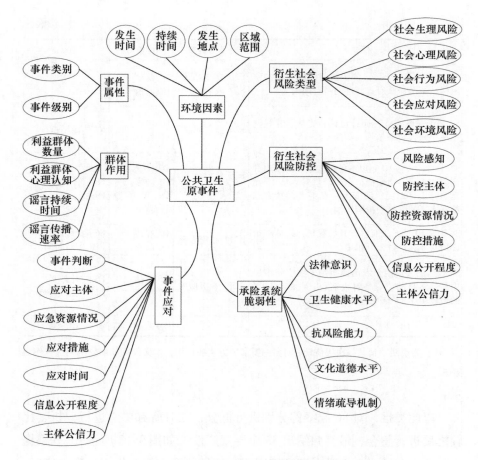

图3-3 公共卫生事件演化的多维情景空间模型

是看其属于传染病事件、动物疫情事件、食物中毒事件、职业（化学）中毒事件、不明原因事件、其他事件中的哪一类，事件级别是根据突发公共卫生事件的四级分类来划分；事件应对是指对公共卫生事件的处理和应对，包括事件判断、应对主体、应急资源情况、应对措施、应对时间、信息公开情况和主体公信力七个方面；而衍生社会风险类型可归纳为五大类，包括社会生理风险、社会心理风险、社会行为风险、社会应对风险和社会环境风险；衍生社会风险防控则与事件应对相类似，包括风险感知、防控主体、防控资源情况、防控措施、信息公开程度和主体公信力六大方面；群体作用是指公共卫生事件发展过程中所涉及利益群体及相关问题情况，包括利益群体数量、利益群体心理认知、谣言传播时间和谣言传播速率四个方面；而承险系统的脆弱性是指衍生社会风险所处的整体系统环境情况，包括法律意识、卫生健康水平、抗风险能力、文化道德水平、情绪疏导机制五大方面。

第二节　衍生社会风险的类型

聚焦于衍生社会风险可以发现，其诱因是多种多样的，不仅公共卫生事件本身会导致衍生社会风险的出现，对于公共卫生事件的应对情况也会导致衍生社会风险的出现。通过梳理案例得出的衍生社会风险类型可以罗列几十种，经过初步归纳和筛选还有14种。需要注意的是，14种衍生社会风险是基于107起案例的拆分与要素归纳所得，可能难以穷尽所有，在继续增加案例的条件下，有可能继续出现新增项。因此通过深入剖析案例，特别是对14种衍生社会风险的萌芽、发展过程进行细致分析，根据其特点和相互之间的关系，大体将其归纳成五大类型（如图3-4所示）。

衍生社会风险所依托的载体是一个"大社会"，可以将其看成是广义上的社会，包括政府、社会组织、个人及其相互之间的互动，其五大类型包括社会生理风险、社会心理风险、社会行为风险、社会应对风险和社会环境风险。

一　社会生理风险

社会生理风险包括生命健康风险、经济损失风险和资源供需风险。其中，生命健康风险是指对人体生命的直接威胁，如食物中毒、病毒威胁等；经济损失风险既包括直接经济损失风险，如经济收入、财产损失等，也包括间接经济损失风险，如品牌形象等其他连带受损方面；而资源供需风险，则不仅包括物资的供需，还包括人力服务的供需，如医疗物品、救援服务人员等。社会生理风险如果得不到有效化解，有可能对

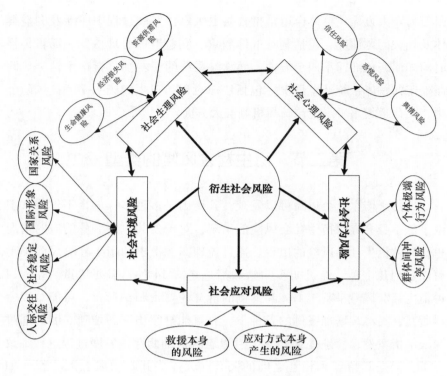

图 3 - 4　衍生社会风险类型

人的心理产生影响，继续引发社会心理风险。

（一）生命健康风险

生命健康风险是指大规模突发公共卫生事件所衍生的若干风险中作用于人的身体、影响人的健康的一种风险。具体来讲，生命健康风险是指在人的生命过程中，因自然、社会和人自身发展的诸多因素，导致人出现疾病、伤残以及造成健康损失的可能性。

大规模突发公共卫生事件衍生生命健康风险的情景有很多种情况，这里仅以部分情景语句为例进行说明，比如在动物疫情中，一些动物因感染有直接给养殖户带来经济损失风险的可能，为了降低该风险一些养殖户私自将已被感染的肉送入市场，进而衍生生命健康风险；或是在一些化学物爆炸导致有毒气体泄漏案例中，其首先会造成空气污染，带来对整个环境污染的可能,进而对周边居民的生命健康造成影响;又或是在一些水体污染案例中,其首先会造成对水体的破坏,直接带来整个水体生态系统失衡的可能性,继续会对民众的饮用水带来影响,给饮用水污染范围内的民众带来生命健康风险。

表 3 - 3   生命健康风险情景语句示例

衍生社会风险类型	案例	具体情景语句
生命健康风险	1992 年吉林省黄牛猝死症疫情事件	在死亡的黄牛中不分年龄、性别和品种,有死牛肉上市的现象
	1998 年重庆市炭疽疫情事件	白马镇肠衣厂收购蔺能家死猪小肠,使 250 笼小肠被污染
	2002 年内蒙古乌海市氯气泄漏事件	泄漏氯气向该企业周边地区扩散
	2003 年重庆 12·23 开县特大井喷事件	富含硫化氢的天然气猛烈喷射 30 多米高,失控的有毒气体随空气迅速向四周弥漫
	2005 年松花江水污染事件	大量没有燃烧或燃烧不充分的苯类物质在消防用水中溶解,形成有毒的污水,这些污水绕过了专用的污水处理通道,通过排污口直接进入了松花江,导致松花江水污染
	2007 年江苏无锡自来水污染事件	由于天气持续高温,降雨不多,太湖水体的自净能力减弱,水源水质恶化,城区出现了大范围的自来水发臭现象

(二)经济损失风险

经济损失风险是指在大规模突发公共卫生事件发生后,因经济前景的不确定性或是其他因素,各经济实体(如个人或企业等)在从事正常的经济活动时,蒙受经济损失的可能性。

大规模突发公共卫生事件衍生经济损失风险的情景有很多种情况,这里仅以部分情景语句为例进行说明,如有说法提及食用毛蚶会增加患甲型肝炎的可能性,由此衍生相关水产行业的经济损失风险;或是在人畜交互感染的流感病毒面前,出于对生命健康风险的防护,一些民众可能会拒绝食用相关家禽而衍生养殖户的经济损失风险;或是在食品安全

公共卫生事件衍生社会风险防控研究

事件中，诸如三鹿奶粉事件、河南瘦肉精事件等会直接给民众带来对企业或是对政府甚至整个行业的信任风险，进而衍生出对企业、对整个行业或是整个供应链的经济损失风险。

表 3 - 4　　　　　　　　**经济损失风险情景语句示例**

衍生社会风险类型	案例	具体情景语句
经济损失风险	1988 年上海甲肝事件	上海市两家医院已发现 20 余名因食毛蚶而诊断为甲型肝炎的病人
	2003 年安徽阜阳劣质奶粉事件	安徽阜阳空壳奶粉残害婴幼儿事件震惊全国
	2008 年三鹿奶粉事件	9 月 11 日甘肃全省共发现 59 例肾结石患儿，部分患儿已发展为肾功能不全，同时已死亡 1 人，这些婴儿均食用了三鹿奶粉
	2011 年河南双汇"瘦肉精"事件	16 日，双汇集团承认使用瘦肉精猪肉，并向民众发表致歉声明
	2013 年 H_7N_9 禽流感疫情事件	H_7N_9 病毒是一种流感病毒，通常情况下只在禽类中传播，2 月中下旬，上海市先后有两名患者发病

（三）资源供需风险

资源供需风险是指在大规模突发公共卫生事件发生过程中相关人力、物力、财力出现紧缺、不足的可能性。

大规模突发公共卫生事件衍生资源供需风险的情景有很多种情况，这里仅以部分情景语句为例进行说明。比如在一些大规模传染病发生的时候，政府会采取隔离、封城等相关措施，这种应对方式本身会带来诸如恐慌等风险，虽然这些应对措施对阻断感染源有着积极有效的作用，但是其也会衍生出被隔离地区的相关物资、人力、财力等不足的风险，如新冠肺炎疫情中部分地区封城隔离，可能会带来城市、社区内部的资源供需不足、医疗救助人员不足等衍生风险。

表 3-5　　　　　　　　资源供需风险情景语句示例

衍生社会风险类型	案例	具体情景语句
资源供需风险	2002 年内蒙古乌海市氯气泄漏事件	乌海市大力发展高载能工业，现已有 30 多家高载能企业同时用电
	2003 年非典事件	港府采取停课、隔离、申报等强硬措施
	2020 年新冠肺炎疫情事件	23 日，武汉封城

二　社会心理风险

社会心理风险包括信任风险、恐慌风险和舆情风险。其中，信任风险既有对政府的信任风险，也有对媒体的信任风险，还有对他人的信任风险，如对政府公开信息的认可度，对各种媒体报道的认可度，而对他人的信任风险则在传染病类事件中表现尤为明显，如身边有人感冒、咳嗽或者发烧，即使检验结果不是传染病毒，也依然可能使人心存疑虑，或者有些感染恢复的患者，周边邻居也可能有所顾忌；此外，社会心理风险还包括恐慌风险和舆情风险。此类认知上、情绪上、心理上的风险一旦积聚，在一定条件下就会转化为社会行为风险。

（一）信任风险

信任风险是指在大规模突发公共卫生事件发生过程中，一定社会或群体的道德原则和规范不被遵守所造成的民众与政府间、民众与媒体间、媒体与政府间、民众与民众间的不信任出现的可能性。

大规模突发公共卫生事件衍生信任风险的情景有很多种情况，这里仅以部分情景语句为例进行说明。比如在动物疫情中，一些问题疫苗的出现以及动物来源不明的情况，会直接增加动物感染疫情的风险，由此带来对相关监管部门不信任风险的增加，同时也可能会给整个肉类行业带来信任风险；或是在南京汤山投毒案中，投毒念头直接会给民众带来生命健康风险，由此也会带来该地区人与人之间关系上的信任风险；或是在一些职业病案例中，部分企业对员工的防护工作不到位直接导致员工出现一些职业病，进而可能衍生出民众对相关监管部门的信任风险。

表 3 - 6   信任风险情景语句示例

衍生社会风险类型	案例	具体情景语句
信任风险	2002 年南京汤山中毒事件	陈正平眼见陈宗武经营的面食店生意兴隆，而自己经营的小店却生意清淡，于是心生妒忌，遂产生在陈宗武店内投毒的恶念
	2002 年内蒙古乌海市氯气泄漏事件	当初泰达制钠厂所在的工业园区还远在城郊外，但是近几年随着城市规模扩大，它已逐渐临近乌达城区
	2005 年 H5N1 禽流感疫情事件	辽宁黑山县 80% 以上家禽注射的都是假疫苗
	2009 年凤翔血铅事件	15 日晚上，凤翔县政府就部分儿童血铅超标事件通报，称血铅超标事件主因是陕西东岭冶炼有限公司，但该公司各项均符合国家相关标准
	2010 年贵州单晶硅厂矽肺事件	2010 年，贵州省施秉县恒盛有限公司 195 名工人不久前被确诊为矽肺病，令人意想不到的是，这家高污染企业竟是当地"学习和实践科学发展观"的典型
	2018 年贵州省非洲猪瘟疫情	中标方提供的部分猪源并不是中标企业养殖场自繁自养猪群，其来源复杂，免疫背景不清

（二）恐慌风险

恐慌风险是指在大规模突发公共卫生事件发生过程中民众因担忧、害怕而出现慌张不安、恐惧等负面情绪的可能性。

大规模突发公共卫生事件衍生恐慌风险的情景有很多种情况，这里仅以部分情景语句为例进行说明。比如在一些预防性接种、预防性服药、群体性不良反应案例中，由于某些基层医疗机构不当操作或是程序漏洞给某些民众带来了生命健康威胁，由此出现对基层医疗机构的不信任，甚至在整个接种群体中可能衍生恐慌情绪；或是在不明原因类案例中，一些动物或是人的直接发病并死亡会使当地民众对自己的生命健康、经济损失产生担忧，再加上这种病因得不到确定，那么当地极有可能被衍生出的恐慌风险所笼罩；或是在一些传染病中，医护人员的死亡直接会增加民众对自身生命安全担忧，也会衍生出恐慌风险。

表3-7   恐慌风险情景语句示例

衍生社会风险类型	案例	具体情景语句
恐慌风险	1993年福建塔头不明原因人畜死亡事件	1993年11月,福建惠安县辋川镇塔头村发生一起病因不明的牲畜急发疾病,该病发生突然,死亡极快
	2003年非典事件	部分医疗系统人员受到感染,甚至死亡
	2005年云南省茂山乡红石岩小学预防性服药事件	全校224名学生、2名教师及5名学生家长产生不良反应,学生陆续出现拉肚子、恶心、呕吐等中毒症状
	2010年四川内江群体预防性服药事件	药物尚未分发完时,其中一名先行服药的儿童孟雨珊出现头痛、脸色苍白、无力等症状,送至医院抢救无效身亡

（三）舆情风险

舆情风险是指在大规模突发公共卫生事件发生过程中,围绕事件的发生、发展和变化,出现负面信息、虚假信息等的可能性。

大规模突发公共卫生事件衍生舆情风险的情景有很多种情况（见表3-8）。比如在传染病事件中,民众对于事件信息需求量是迅速增加的,如若此时管理者信息供给不及时,未能及时安抚民众情绪,那么恐慌情绪很容易在民众中蔓延开来。此时民众对于真相的需求与管理者回应的不匹配极易衍生舆情风险。

表3-8   舆情风险情景语句示例

衍生社会风险类型	案例	具体情景语句
舆情风险	2002年南京汤山中毒事件	由于死亡人数陆续增多,公安部门对医院开始进行管制,不让家属进出,引发了广泛的猜测和不满
	2003年非典事件	2月8日—10日,传统新闻媒体受体制所限保持沉默、政府权威部门声音缺失
	2008年安徽阜阳手足口病疫情事件	此时阜阳市官方和媒体却并未就此事做出任何解释

三 社会行为风险

社会行为风险包括个体的极端行为风险和群体间冲突风险两方面。

个体的极端行为是受其感知与判断驱动之后出现的,如多起事件中出现抢购特殊物资,包括食盐、板蓝根、口罩等物品行为;事件中所出现的群体间冲突,存在于隔离区商户、家长和学校、民众与执法者、医患、邻里、村民与工厂等主体之间。面对各种各样的行为风险,管理主体势必会实施救援或者采取各种方式加以应对,这也会产生社会应对风险。

(一)个人极端行为风险

个人极端行为风险是指在大规模突发公共卫生事件发生过程中,个人由于恐慌、不满、愤怒等负面情绪积聚,进而产生极端、偏激等攻击性行为的可能。

大规模突发公共卫生事件衍生个人极端行为风险的情景有很多种情况,这里仅以部分情景语句为例进行说明(见表3-9)。比如在血铅事件中,相关管理者对14岁以上人群不进行血铅检测,这种应对行为不仅加重了民众对管理者的不满,也增加了恐慌情绪,同时也极易衍生个人极端行为甚至群体冲突风险;或是在儿童食品安全事件中由于院方、管理者等相关主体的回应迟缓,受害儿童家属迟迟得不到答复也会催生个人极端行为风险。

表3-9   个人极端行为风险情景语句示例

衍生社会风险类型	案例	具体情景语句
个人极端行为风险	2003年辽宁海城幼儿园豆奶中毒事件	3名孩子的死亡令所有仍在医院中治疗的孩子及其家长很不安。他们告诉记者,事情已经发生了,他们现在最想弄明白的就是孩子究竟中的是什么毒,会不会留下什么后遗症,到底应该怎么治,而院方对此一直没有明确答复,并且拒绝提供病志
	2009年凤翔血铅事件	"血铅事件"发生后,村民要求当地政府彻查14岁以上者以及成人的血铅情况,但诉求一直无人回应

(二)群体冲突风险

群体冲突风险是指在大规模突发公共卫生事件发生过程中,群体之间表露出敌意或是想要相互干涉对方活动的可能性。

大规模突发公共卫生事件衍生群体冲突风险的情景有很多种情况，这里仅以部分情景语句为例进行说明（见表3－10）。比如由于相关管理主体的行为举措不恰当而引发的村民与政府间、村民与工厂间、家属与学校间、家属与政府间等产生冲突对立的可能。

表3－10　　　　　　　　　　**群体冲突风险情景语句示例**

衍生社会风险类型	案例	具体情景语句
群体冲突风险	1993 年浙江温岭幼儿园糖果中毒事件	在当天入园的221 名儿童中，有97 人在相距不到4 小时的时间内相继发生一种以腹痛、呕吐为主要发病症状的病症
	2001 年海南幼儿园食物中毒事件	海口市龙华区玉沙村的国贸幼儿园发生一起77 人食用地瓜糖水汤引起群体中毒事件
	2002 年南京汤山中毒事件	由于死亡人数陆续增多，公安部门对医院开始进行管制，不让家属进出，引发了广泛的猜测和不满
	2003 年辽宁海城幼儿园豆奶中毒事件	令众多家长愤懑难平的是，事情已经过去20 天了，海城市有关单位一直没有对此予以正面答复
	2009 年凤翔血铅事件	村民强烈要求立即关闭工厂，但诉求一直无人回应

四　社会应对风险

　　社会应对风险包括救援本身的风险和应对方式本身产生的风险两个方面。一方面救援本身就会产生风险，如被感染的风险、中毒的风险等；而应对方式本身也会产生风险，如面对传染病疫情，为切断传播途径有时候会采取封城措施，这就会导致商场停业，部分人员可能停工、失业，进而导致经济发展缓慢甚至下行等系列新的风险。无论是生理、心理，还是行为、应对风险都有可能或多或少地对环境产生影响，或者说本身就是处在环境之中，触发环境风险。

　　（一）救援风险

　　救援风险是指在大规模突发公共卫生事件情境下，在实施救援的整个过程中，救援者自身受到负面影响或伤害的可能性。

大规模突发公共卫生事件衍生救援风险的情景有很多种情况，这里仅以部分情景语句为例进行说明（见表 3 - 11），比如在一些具有人传人特性的传染病案例中，病毒在给患者带来生命健康威胁的同时也给医疗人员带来风险，特别是在救援过程中自身受到影响的可能性增加。

表 3 - 11　　　　　　　　　　救援风险情景语句示例

衍生社会风险类型	案例	具体情景语句
救援风险	2003 年非典事件	2002 年底，非典开始在中国南部广东省传播流行
	2003 年湖北利川市食物中毒事件	事故点元堡乡花坪村位于山区，事发地点偏僻，交通通讯差

　　（二）应对方式风险

　　应对方式风险是指在大规模突发公共卫生事件发生过程中，应对主体的应对受阻风险或是由于应对方式的错误选择给其他方面带来影响的可能性。

　　大规模突发公共卫生事件衍生应对方式风险的情景有很多种情况，这里仅以部分情景语句为例进行说明（见表 3 - 12）。比如在一些公共卫生事件中，由于对一些主体的固定认知而产生应对受阻的局面。在广东高要事件中，由于当地居民对利星公司的不信任连带对政府也产生了信任风险，负面情绪的积聚进而衍生了应对方式风险；或是如在陕西榆林喝牛奶中毒事件中，起初蒙牛的回应过于牵强引发家属们对其强烈谴责，进而衍生了可能造成蒙牛产品销量下滑等风险；或是管理者在应对公共卫生事件的过程中，由于应对方式不当而带来新的风险可能。

表3-12　　　　　　　　应对方式风险情景语句示例

衍生社会风险类型	案例	具体情景语句
应对方式风险	1995年广东高要中毒事件	可是办案人员在第一步就遇到了阻碍，因为死者家属认定了是利星公司的责任，根本不同意解剖
	2011年陕西榆林学生集体食物中毒事件	蒙牛集团相关负责人23日晚对媒体表示，在检验结果出来之前并不能下结论为中毒，并表示早晨空腹喝牛奶等诸多原因均可能导致腹泻，家属们认为这一说法过于牵强

五　社会环境风险

社会环境风险侧重内部环境风险和外部环境风险两个方面，内部主要包括人际交往风险和社会稳定风险，如传染病、动物疫情的发生都在一定程度上阻碍了人际的正常交往，而其所可能产生的恐慌、极端行为又影响了社会稳定；外部环境风险主要包括国际形象风险和国际关系风险，这主要是体现在事件的发展和应对过程之中，他国对我国整体形象的判断以及国与国之间的关系等。

（一）人际交往风险

人际交往风险是指在大规模突发公共卫生事件发生过程中，个体通过各种表达手段将某种信息传递给其他个体的过程受阻的可能性或是人们在生产或生活活动过程中建立社会关系受限的可能性。

大规模突发公共卫生事件衍生人际交往风险的情景有很多种情况，这里仅以部分情景语句为例进行说明（见表3-13）。比如在一些传染病事件中出于对传染源的阻断而采取的隔离、封城等措施，会在一定程度上衍生人际交往风险；或是在动物疫情中，由于担心经济损失以及一些封锁措施而有意识地回避，给相关养殖户带来人际交往风险发生的可能；或是一些投毒案件的发生影响人与人之间的信任，进而衍生人际交往风险的可能。

表 3 - 13   人际交往风险情景语句示例

衍生社会风险类型	案例	具体情景语句
人际交往风险	2003 年湖北利川市食物中毒事件	元堡乡花坪村一组村民朱发斌为其父亲举行完葬礼后，中午留下 30 多位附近帮忙的村民吃午饭，开饭不久，正在就餐的花坪村支书叶美清突然全身抽搐，倒地身亡，随后，不少村民也在其后出现症状
	2018 年浙江省非洲猪瘟疫情事件	确诊发生疫情后，乐清迅速启动Ⅰ级应急响应，采取封锁、扑杀、无害化处理、消毒等工作

（二）社会稳定风险

社会稳定风险是指在大规模突发公共卫生事件发生过程中，社会成员存在违背共同的社会规范、扰乱社会秩序的可能性。

大规模突发公共卫生事件衍生社会稳定风险的情景有很多种情况，这里仅以部分情景语句为例进行说明（见表 3 - 14）。比如在一些有毒化学品中毒事件中，出于对当地经济的保护，某些管理者对民众的诉求视而不见，极有可能衍生社会稳定风险；或是在一些公共卫生事件中由于应对主体的相互推诿，很容易导致公共冲突性事件爆发或是群体上访等影响社会稳定的事件。

表 3 - 14   社会稳定风险情景语句示例

衍生社会风险类型	案例	具体情景语句
社会稳定风险	2002 年内蒙古乌海市氯气泄漏事件	氯气频频泄漏居民苦不堪言，乌海市政府的有关领导也坦承，由于这个企业是乌达区的利税大户，出于对企业的"宠爱"，对它的监控与管理的主动性和力度不够
	2012 年原平中学生群体感染肺结核事件	虽然政府承担了治疗费用，但家长们认为当地政府和学校互相推诿，并无解决问题的诚意
	2015 年山东非法疫苗事件	这些疫苗虽为正规厂家生产，但由于未按照国家相关法律规定运输、保存，已难以保证品质和使用效果

（三）国际形象风险

国际形象风险是指在大规模突发公共卫生事件发生过程中，国家的总体印象出现负面评价的可能性。

大规模突发公共卫生事件衍生国际形象风险的情景有很多种情况，这里仅以部分情景语句为例进行说明（见表3－15）。比如在三鹿奶粉事件中，由于三鹿企业以及地方政府的应对不力，在给自身带来负面影响的同时，也可能对于奶制品行业在国际上的形象产生负面影响。

表3－15　　　　　　　　　国际形象风险情景语句示例

衍生社会风险类型	案例	具体情景语句
国际形象风险	2003 年非典事件	多国政府对广东、香港发布禁令，世界卫生组织发出 55 年来第一次旅行警告
	2008 年三鹿奶粉事件	不过恒天然公司经过一个月多的努力未能奏效，地方官员置若罔闻，试图掩饰，不予正式召回
	2018 年长春长生疫苗事件	长生公司冻干人用狂犬病疫苗生产存在记录造假等严重违规行为

（四）国际关系风险

国际关系是国际行为主体之间关系的总称，国际关系风险是指在大规模突发公共卫生事件发生过程中，政治关系、经济关系、民族关系、军事关系、文化关系、宗教关系、地域关系等受到影响的可能性。

大规模突发公共卫生事件衍生国际关系风险的情景有很多种情况，但多以衍生经济方面的关系风险为主，这里仅以部分情景语句为例进行说明（见表3－16）。比如在三鹿奶粉事件中，由于国家正在推出的"中国制造"成为对外宣传的主要关联词，该事件在一定程度上引发他国对中国奶产品行业的不信任，进而可能出现在经济关系上受阻的可能性；出于对防范病毒感染的考虑，可能会暂时衍生出一些影响国际经济往来的风险。

表 3 – 16　　　　　　　　　　国际关系风险情景语句示例

衍生社会风险类型	案例	具体情景语句
国际关系风险	1984 年天津市塘沽区副霍乱疫情事件	天津港是我国华北地区的重要港口
	2003 年非典事件	多国政府对广东、香港发布禁令
	2008 年三鹿奶粉事件	2008 年"北京奥运""中国制造"成为中国向外推出的中国国家形象最紧密的词,三鹿奶粉事件成为"中国制造"危机的新注脚

需要注意的是,此五大类 14 种衍生社会风险并不是彼此孤立存在的,它们的传导链条是相互交错的,大多数情况下是从社会生理风险发端,但也有可能由其他任意一种类型触发,而且同一时间段有可能发生一种或者多种衍生社会风险,有时候一种风险的爆发甚至可能直接(或者间接)触发另一种风险,它们相互之间通常有着触发与被触发的风险链条关系(如图 3 – 5 所示)。

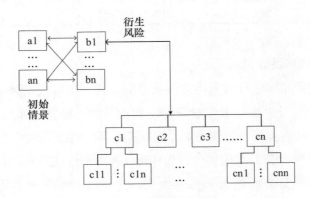

图 3 – 5　风险链条关系

第三节　衍生社会风险的诱因与扩散

大规模突发公共卫生事件发生后,事件或是具体情景会带来一些直接风险,后经传导、蔓延会随之继续出现衍生风险(我们重点关注那些在社会领域出现的衍生社会风险），即呈现出"事件—直接风险—衍生社会风险"的对应发展链条。比如在食品安全事件中，其直接风险可能是相关利益群体的生命健康风险、对涉事主体或是管理者的信任风险等，衍生风险可能是冲突风险、社会稳定风险、经济损失风险、国际形象风险等；在一些传染病事件中，其直接风险可能是生命健康风险、经济损失风险等，衍生风险可能是资源供需风险、信任风险、救援风险等；在一些动物疫情中，其直接风险可能是养殖户的经济损失风险，衍生风险可能是对整个产品生产供应链的信任风险或是由于处理动物尸体的不当举措衍生的环境污染风险等。

需要清楚的是，在不同的风险链条中，公共卫生事件的直接风险和衍生风险有时候是交叉重复出现的，如在某案例中经济损失风险可能是直接风险，但是在其他案例中有可能是衍生风险。

一 衍生社会风险的诱发因素分析

结合图 3 – 3 大规模突发公共卫生事件演化的多维情景空间模型，在捋清了衍生社会风险的类型之后，继续剖析案例发现衍生社会风险的诱发因素有很多，按照不同阶段我们将其划分为前端基础性诱因、中端催化性诱因和后端激化性诱因。

（一）前端基础性诱因

前端基础性诱因是衍生社会风险产生的根本性因素，如果没有这一基础性诱因，大规模突发公共卫生事件衍生社会风险就不会发生。结合演化模型来看，衍生社会风险的前端基础性诱因是事件属性。

事件属性下衍生社会风险的具体诱发因素主要包括事件类别和事件级别两要素，下面分别从各个要素出发，对衍生社会风险的诱发因素进行详细分析。

表 3 - 17 事件属性系统中的具体因素

系统	要素	具体因素	
事件属性	事件类别	传染病事件； 动物疫情事件； 食品安全事件； 职业中毒或其他有毒化学品急性中毒事件； 不明原因事件； 其他	专业性
			特殊性
			影响力
	事件级别	一般；较大；重大；特别重大	

第一，事件类别。大规模突发公共卫生事件的案例包括以下六类：传染病事件、动物疫情事件、食品安全事件、职业中毒或其他有毒化学品急性中毒事件、不明原因事件及其他，事件本身的专业性、特殊性和影响力是诱发衍生社会风险的基础性因素。

首先，从事件的专业性来看，公共卫生事件发生后，起初会需要时间去验证其感染源、是否存在感染人的可能等，比如新冠肺炎疫情事件、"非典"疫情等传染类事件，就不可避免地会衍生部分医疗系统人员的救援风险，进而带来恐慌风险；又如安徽阜阳手足口病疫情事件，由于起初病因未查明，当地家长的恐慌极易诱发舆情风险、社会稳定风险等。其次，从事件的特殊性来看，对传染病病毒传播源的阻断很容易诱发国际经济关系风险；再如动物疫情本身带来的恐慌会诱发某些肉类产品的销量降低，从而衍生经济损失、社会稳定风险等。最后，从事件的影响力来看，一些人畜交互式感染的公共卫生事件更容易诱发一系列衍生社会风险，还有一些发病速度快、伤亡高的事件也是诱发衍生社会风险的主要要素，比如 2005 年四川省猪链球菌疫情事件发病迅速，发病至死亡最短时间间隔为 8.8 小时①。

第二，事件级别。公共卫生事件的事件级别可以分为四类，即一般、较大、重大和特别重大，我们研究的案例主要涉及较大、重大和特别重

---

① 王泽洲、余勇、程江等：《四川省猪链球菌病的流行病学调查》，《中国兽医科学》2006 年第 6 期，第 502—506 页。

大三级，事件本身的级别越高诱发衍生社会风险的可能性也就越大。比如"非典"疫情、新冠疫情由于波及全球且影响人数众多，其事件等级高，诱发的衍生社会风险类型也更为复杂多样。

（二）中端催化性诱因

"催化"一词起初用于化学领域中，具有促使化学反应的速率发生改变的含义。中端催化性诱因是指在公共卫生事件发生后，在事件固有属性这一基础性诱因下起到加速衍生社会风险的作用。结合演化模型来看，衍生社会风险的中端催化性诱因包括环境因素的催化以及承险系统脆弱性的催化。

1. 环境因素下衍生社会风险的诱发因素分析

环境因素下衍生社会风险的诱发因素主要包括发生时间、发生地点、持续时间、区域范围四要素。

表 3 - 18　　　　　　　　　　环境因素系统中的具体因素

系统	要素	具体因素	
环境因素	发生时间	特殊时间节点	
	发生地点	事发地功能	
	持续时间	事发地背景	
	区域范围	事发地情况	
		长	可控；不可控
		短	完全解决；未完全解决
		区县及区县以内；市及市以内；跨市；跨省	

第一，从发生时间来看，一些公共卫生事件的发生处于特殊时间节点，其特殊性可以体现在两方面：一是处于春节、元旦等法定节假日。比如 2003 年"非典"，广东进入 SARS 病发高峰期是在春节长假后期，人员流动一方面加大了事件本身的蔓延，同时也会诱发一系列衍生社会风险，如恐慌风险、社会稳定风险等；或如此次新冠肺炎疫情事件的发生恰逢元旦和春节，客流量的增大在一定程度上加大了疫情传播的风险，

给民众带来生命健康风险；同时受中国传统文化的影响，春节期间人们返乡的心情也比较迫切，此时难免会产生一些矛盾，可能会诱发诸如闯卡口、辱骂殴打防疫志愿者等个人极端行为风险、社会稳定风险等。二是处于国家大型活动期间，或是处于国家发展的重要节点。比如2008年中国举办奥运会，国家不断向外推出"北京奥运""中国制造"等与中国形象相关的信息，"中国制造"更是与媒体和政府对外宣传中国形象关系最紧密的词；"三鹿奶粉"事件的发生成为"中国制造"危机的新注脚①，这也成为诸如国际形象风险等衍生社会风险的出现契机；又如2010年东莞市基孔肯雅热疫情事件②在第十六届亚运会举办期间，东莞市作为赛事承办城市之一，备受各界关注，此时公共卫生事件的发生会引来国内外众多关注，稍有不慎就会诱发系列衍生社会风险。就发生时间而言，处于节假日或是处于国家大型活动期间，这些特殊的时间节点一方面使公共卫生事件本身的管控难度加大，同时也成为衍生社会风险的诱因之一。

第二，从发生地点来看，事发地的功能、背景、情况都可能会是衍生社会风险的诱发因素。

首先，从事发地的功能来看，一些事发地本身就承担着一定功能，比如经济功能、教育功能等。如1984年天津市塘沽区副霍乱疫情事件，天津新港是我国第一人工大港③，这可能会使整个地区的经济受到影响，对当地民众而言，非自致性经济的损失也是诱发衍生社会风险的因素之一；1989年黑龙江绥化地区马属动物传染性支气管炎，处于交通要道或马属动物较多的市、县、村、屯不但先发，而且病情较猛④。此外，还

① 涂光晋、宫贺：《国家形象传播的前提、理念与策略——以2008北京奥运与三鹿奶粉事件的对照研究为例》，《国际新闻界》2008年第11期，第25—32页。

② 《东莞暴发基孔肯雅热疫情》，扬州晚报，https://www.163.com/news/article/6I7 G7M5D00014AED.html。

③ 张保华、张树林：《天津市塘沽区新港地区1984年副霍乱流行病学分析》，《中国国境卫生检疫杂志》1990年第6期，第5页。

④ 赵锡荣、于井顺：《关于绥化地区马属动物流行的一种呼吸道传染病的调查报告》，《动物检疫》1990年第2期，第2页。

有一些传染病、食品安全等事件发生在学校这种承担教育功能的敏感地，如桃江四中发生肺结核，在学生们的生命安全受到威胁时，家长的恐慌也会诱发一系列衍生社会风险。

其次，从事发地的背景来看，潜在风险的存在是衍生社会风险的启动因素，比如潜在疫情威胁、潜在污染物泄漏风险等。在一些霍乱爆发案例中，近几年来均有霍乱散发的病例存在，1993 年一些地区发生的霍乱疫情事件已是该区第五次发生，以及在 2018 年非洲猪瘟中由于距离疫区国家过近，周边疫情威胁的存在提高了事件发生的概率，同时也是诱发衍生社会风险的先导条件；还有一些有毒化学品泄漏事件，如 2011 年江苏常州化工厂液氯泄漏事件①，以前这个工厂也发生过类似事件等。这些事件的再发性不仅威胁民众的生命健康，同时也很容易诱发诸如对相关管理者的信任风险甚至是诱发群体冲突风险等。

最后，事发地自身的情况也是诱发衍生社会风险的因素之一，其情况主要包括两点：外环境的污染和自身自然条件。外环境的污染，如珠海霍乱疫情事件中从海河水、池塘水等外环境中分离出多株霍乱弧菌菌株②；一些地区由于卫生条件差，乡村居民多用地面水、涝坝、渠河水等，本地水质、土质偏硬，有利于埃尔托霍乱弧菌在外环境、水源及人群中生存繁殖，不断变异，辗转传播，反复流行③。一些地区自然条件如多雨等，在为事件发生做铺垫的同时也带来衍生社会风险隐患。就发生地点而言，事发地所承担的经济或是教育功能，事发地潜在风险的威

---

① 《10·16 江苏常州化工厂液氯泄漏事故》，百度百科，https：//baike. baidu. com/item/10%C2%B716%E6%B1%9F%E8%8B%8F%E5%B8%B8%E5%B7%9E%E5%8C%96%E5%B7%A5%E5%8E%82%E6%B6%B2%E6%B0%AF%E6%B3%84%E6%BC%8F%E4%BA%8B%E6%95%85/7762665？fr = aladdin。

② 连玉峰、黄彪、陈金娟：《珠海市近十年传染病流行情况分析》，《医学研究通讯》2000 年第 29（9）期，第 4 页。

③ 王兆文、汪金、孟德胜、高凤英：《新疆疏勒县 1993 年霍乱流行病学分析》，《西藏医药杂志》1997 年第 2 期，第 35—36 页。

胁即事件再发性的存在，以及事发地外环境污染、自然条件等自身情况，一方面助推了公共卫生事件的发生，同时也成为诱发衍生社会风险的先导条件。

第三，从持续时间来看，持续时间长且不可控是最容易诱发衍生社会风险的，持续时间长但可控相对较好；持续时间短但是"后遗症"较多也极易诱发衍生社会风险，但是持续时间短且完全解决则诱发衍生社会风险的可能性就很小。比如在一些案例中，时间越长，民众的不满、恐慌情绪就越高，如果这时候事件再不可控那这种负面情绪的积聚极易诱发衍生社会风险。在一些铅中毒事件中，由于与相关污染企业距离过近，需要居住群体集体搬迁，这种事件一拖再拖极易诱发民众与企业、政府间的冲突风险。

第四，从区域范围来看，公共卫生事件的影响范围并不是固定的，其可能波及区县及区县以内、市及市以内、跨市甚至跨省等4种情况，公共卫生事件涉及的区域范围越是广泛，诱发衍生社会风险的可能性就越大。比如1988年甲肝事件中，上海12个区、县同时发现病例[①]；1989年黑龙江绥化地区马属动物传染性支气管炎，仅绥化地区12个市县中就有10个发生，严重影响了一些市县的春耕生产和马属动物的健康发展[②]。其影响范围越大，对人们的生产生活造成影响的可能性也就越大，进而诱发衍生社会风险的几率也大幅提高。

2. 承险系统脆弱性下衍生社会风险的诱发因素分析

承险系统脆弱性下衍生社会风险的诱发因素主要包括法律意识、卫生健康水平、抗风险能力、文化道德水平、情绪疏导机制五要素。

---

① 《1988年上海甲型肝炎流行》，百度百科，https://baike.baidu.com/item/1988% E5% B9% B4% E4% B8% 8A% E6% B5% B7% E7% 94% B2% E5% 9E% 8B% E8% 82% 9D% E7% 82% 8E% E6% B5% 81% E8% A1% 8C/12678024? fr = aladdin。

② 赵锡荣、于井顺：《关于绥化地区马属动物流行的一种呼吸道传染病的调查报告》，《动物检疫》1990年第2期，第2页。

表 3 - 19　　　　　　　　　承险系统脆弱性系统中的具体因素

系统	要素	具体因素
承险系统脆弱性	法律意识	维权意识
		违法行为
	卫生健康水平	饮食生活习惯
		饲养管理水平
		基层医疗水平
		疾病预防宣传
	抗风险能力	心理承受能力
		风险防控措施
	文化道德水平	文化水平
		道德水平
	情绪疏导机制	

第一，法律意识方面，法律意识较差会在一定程度上加快衍生社会风险的发生。其具体因素表现为维权意识和违法行为两方面。首先，如果客体维权意识淡薄，不仅会减缓公共卫生事件的解决，也会诱发出诸如经济损失风险、生命健康风险等衍生风险。比如 2003 年安徽阜阳劣质奶粉事件，许多受害者家属的法律意识淡薄，不会为自己维权，起初仅有 4 位受害者家属到工商局进行维权①，这不仅使自己的权益得不到保护，同时也使得相关事件得到重视的时间推后；2010 年贵州单晶硅厂矽肺事件，由于长期在粉尘环境中作业，这个公司的工人早在 2006 年就出现头晕、气闷、乏力等症状，但没有进行维权，之后有人将此事发布在网上，引起了中央领导重视，国家有关部门和贵州省有关部门分别组成督查组和调查组进驻公司，问题才得以重视和解决。其次，违法行为的出现在加大事件本身治理难度的同时，也会诱发出诸如信任风险、经济损失风险、恐慌风险等衍生风险。1998 年重庆市炭疽疫情事件②，疫情

① 《2003 年阜阳劣质奶粉事件》，百度百科，https://baike.baidu.com/item/2003%E5%B9%B4%E9%98%9C%E9%98%B3%E5%8A%A3%E8%B4%A8%E5%A5%B6%E7%B2%89%E4%BA%8B%E4%BB%B6/50066609？fr = aladdin
② 许俊：《贵州省 1998 年炭疽病疫情调查分析》，《医学动物防制》1999 年第 15 期，第 1 页。

后严令禁止动物来往运输，但是依然有某些企业为了降低自身的损失而违规运输。

第二，卫生健康水平诱发衍生社会风险的因素主要表现为不良的饮食生活习惯、饲养管理水平低下、基层医疗水平不足以及疾病宣传预防不到位。比如一些案例中由于民众不良的生活习惯助推了霍乱的流行，动物疫情中由于养殖户的相关消毒、饲养管理水平不足引发动物疫情的大范围蔓延，或是由于基层医疗水平及疾病宣传不到位使民众的生命健康遭受威胁，等等，这些条件有的会直接导致承险系统的经济损失，进而衍生一系列诸如社会稳定、恐慌风险等；或是由于引发生命健康风险，进而衍生出对基层医疗、管理部门的信任风险，等等。

第三，承险系统的抗风险能力诱发衍生社会风险的因素主要表现为心理承受能力低下以及风险防控措施不到位。如在2005年禽流感爆发后，当地一些养殖户出现了严重的恐慌心理①，纷纷暂停了养鸡业务，这可能会诱发包括加工工厂、饲料市场等整个生产链的经济损失风险。心理承受能力低的案例风险防控措施不到位案例如在2010年许昌苯中毒事件，许昌市的一家大型企业因防护措施不到位，引发约30名员工苯中毒，导致约半数员工患上再生障碍性贫血②，该事件直接导致了职工的生命健康风险，但是也存在诱发诸如群体冲突、个人极端行为等衍生风险的可能。

第四，文化道德水平诱发衍生社会风险的因素主要表现为文化水平有限和道德水平较低。比如由于文化水平较低，难以识别奶粉的真假而使孩子吃到劣质奶粉，或由于缺乏基本疾病知识而前往非正规的地方多次献血以补贴家用等，这在直接带来生命健康威胁的同时，也会诱发冲突风险、信任风险、恐慌风险等。还有一些人出于自身经济利益的考量，在卫生事件发生期间进行网上诈骗，等等，这在给民众

---

① 李雁冰：《我国2005年～2007年H5N1亚型HPAIVs生物学特性研究》，《中国农业科学院》2008年。

② 《许昌苯中毒事件》，百度百科，https：//baike.baidu.com/item/%E8%AE%B8%E6%98%8C%E8%8B%AF%E4%B8%AD%E6%AF%92%E4%BA%8B%E4%BB%B6/10974954?fr=aladdin。

带来经济损失的同时，也可能诱发整个社会的信任风险、社会稳定风险等。

第五，情绪疏导机制的空缺是诱发衍生社会风险的因素之一。比如在甲型 H1N1 中，由于接种疫苗出现问题没有进行及时安抚而造成了接种疫苗人数大幅度下降的后果，不及时进行情绪疏导不仅不利于事件的治理，同时也会诱发诸如信任等衍生社会风险，加大风险的管控难度。

（三）后端激化性诱因

后端激化性诱因是指在前端基础性诱因的铺垫、中端催化性诱因的加速下，诱导衍生社会风险向更加激烈、尖锐方向发展的因素。结合演化模型来看，衍生社会风险的后端激化性诱因包括事件应对不当的激化以及群体作用下的风险放大激化。

1. 事件应对下衍生社会风险的诱发因素分析

事件应对下衍生社会风险的诱发因素主要包括事件判断、应对主体、应急资源情况、应对措施、应对时间、信息公开程度、主体公信力七要素。

表 3 – 20　　　　　　　　　　**事件应对系统中的具体因素**

系统	要素	具体因素	
事件应对	事件判断	准确度	
	应对主体	应对主体多元化	信息一致性
			协调配合力
	应急资源情况	人员保障	过于充足 不充足
		物资保障	
		经费保障	
	应对措施	指挥协调	领导协调；部门协作
		现场处置	处理过程；原因查明
		善后评估	善后措施；全过程复盘
	应对时间	及时性	
	信息公开程度	公开态度	
		公开程度	
		公开内容	
	主体公信力		

第一，事件判断的准确度。应对主体对事件判断正确与否，直接影响着事件应对效果，进而影响着事件的后续走向，如"非典"前期广州地区相关管理者对事件判断过于积极和乐观[①]，对"非典"事件的管控力度不够，导致了其蔓延范围扩大，诱发衍生了一系列社会风险。

第二，应对主体多元化。应对主体多元化如何诱发社会风险主要体现在两方面，一是多元主体发布信息不一致，二是多主体间协调配合工作未做好。比如在"非典"期间，不同政府部门对事件回应的态度出现分歧，有些声称事件不严重，环境非常安全，有些则表示形势较为严峻，这种官方回应分歧可能会诱发舆情风险等衍生社会风险。还有一些案例中则体现出了主体间的协调程度较差，如在2012年原平中学生群体感染肺结核事件中，当地教育局、卫生局、学校等相关方相互推诿，极大加重了利益群体的不满，进而诱发衍生社会风险。

第三，应急资源情况。应急资源情况是指人力保障、物力保障、财力保障的状况，应急资源过于充足或是不充足都会有诱发衍生社会风险的可能。应急资源过于充足会导致资源浪费，可能诱发经济损失等相关风险；应急资源不充足则会容易诱发衍生社会风险，比如2002年南京汤山中毒事件中，由于一线医院没有验毒的设备，使患者很难在第一时间得到准确及时的治疗[②]，这在给民众的生命健康带来巨大威胁的同时，也很容易增加民众的不满情绪，甚至诱发后续医患冲突、群体性冲突等风险。

第四，应对措施。应对措施中容易诱发衍生社会风险的因素包括指挥协调能力缺乏、现场处置不合理、善后措施不完善。首先，指挥协调能力缺乏是指一些卫生事件事发地的领导缺乏指挥协调能力。其次，现场处置的不合理，比如在陕西临潼食物中毒事件中，西安市及临潼区两

① 穆罕默德·赫塔卜（Mohammed Khattab）：《从"非典"看中国政府的"危机管理"》，硕士学位论文，南京师范大学，2006年。

② 《2002年汤山投毒案》，百度百科，https：//baike. baidu. com/item/2002% E5% B9% B4% E6% B1% A4% E5% B1% B1% E6% 8A% 95% E6% AF% 92% E6% A1% 88/15778812？fr = aladdin。

级卫生监督人员前往西安科技大学临潼校区调查处理时，在校门口受阻，两个多小时后才得以进入。① 一些主体的现场处置能力低不仅给事件的正常解决带来阻力，也助推了衍生社会风险的出现。最后，善后措施不完善，事件应对的全局性不足。比如在动物疫情中，对检测为阳性的牛羊进行全群扑杀和无害化处理，但是补偿措施往往不到位；在陕西凤翔血铅事件中②，虽然后续事件热度下降，但是村民们表示还有很多善后问题没有解决。应对措施的不恰当会导致事件直接向坏的方向发展，同时会诱发一系列衍生社会风险。

第五，应对时间。应对不及时是诱发衍生社会风险的因素之一。如2008年安徽阜阳手足口病疫情事件，3月底发生，4月15日才做出正式回应；三鹿奶粉事件前期接到内部邮件未引起足够重视，等到事态逐步扩大才被迫应对。由于应对时间过晚，一方面对利益群体的心理认知带来负面影响；另一方面也是激化事态发展的重要因素，这为诱发衍生社会风险提供了许多可能性条件。

第六，信息公开程度。信息公开程度诱发衍生社会风险主要体现在以下几方面：公开态度消极、公开程度不够、公开内容不明。首先，公开态度消极是指在一些卫生事件发生后，相关管理部门或者媒体回应不及时，容易诱发舆情风险、社会稳定风险，等等。比如在"非典"中，事件前期管理部门和媒体发声不及时；其次，公开程度不够是指相关管理部门在事件发生后，虽然有应对措施但是并没有做出有效的沟通。比如一些案例中，管理部门公布的调查结果不明确容易引发信任风险。最后，公开内容不明，前后矛盾。比如陕西凤翔血铅案例中在公布原因时称该事件发生是因为企业，但是后来又称企业的各项指标达标，这增加了村民的困惑，难免对管理者的回应产生质疑。

第七，主体公信力低是诱发衍生社会风险的因素之一，主体公信力低一般会导致怀疑、不配合行为的出现。如2005年广州市海珠区一起食

① 《卫生部关于西安科技大学临潼校区发生食物中毒情况的通报》，《中国食品卫生杂志》2003年第5期，第461—462页。
② 《陕西凤翔血铅超标事件》，《世界环境》2013年第5期，第7页。

· 77 ·

源性霍乱暴发疫情事件中①，涉疫的学校发现多名老师聚餐后出现腹泻等不适症状，在疾控人员调查采样时，由于对管理主体的信任程度较低，导致配合度不高。

2. 群体作用下衍生社会风险的诱发因素分析

群体作用下衍生社会风险的诱发因素主要包括利益群体数量、利益群体心理认知、谣言持续时间、谣言传播速率四要素。

表 3 – 21　　　　　　　　　　群体作用系统中的具体因素

系统	要素	具体因素
群体 作用	利益群体数量	10 人及以下；10—50 人（包括 10 人）；50—100 人（包括 50 人）；100 人（包括 100 人）以上
	利益群体心理认知	风险放大效应
		对应对主体的认知
		对应对措施的认知
	谣言持续时间	0；0—24h；24—48h；48—72h；72h 以上
	谣言传播速率	传播渠道
		媒体导向

第一，就利益群体数量而言，影响数量越大，其群体构成相对而言就会更加复杂，其诱发衍生社会风险的可能性也就越大。

第二，就利益群体心理认知而言，其诱发因素又包括利益群体的风险放大效应、对应对主体的负面认知以及对应对措施的负面认知。首先，利益群体的风险放大效应主要历经以下三个阶段：一是识别风险源头。当客体发现一个风险信息或是风险源时，大多都会依据本身的实践经验、知识储备等对风险做出自身价值的判断。二是强化风险信息与放大风险。当客体在接收和传递风险信息时，受主观能动性的影响，风险信息本身会被强化与夸大，不论是风险的接受人还是风险的传送人在对风险进行

　　① 刘士俊、栾玉明、赵丽庆：《广州市海珠区一起食源性霍乱暴发的调查》，《热带医学杂志》2007 年第 2 期，第 181—182、160 页。

信息传输时都会依据自身情况再次进行理解、评价和判断，进而对风险信息起到强化和夸大的作用。三是风险在"放大站"的刺激下激活民众的负面认知。在民众对风险信息进行传播并不断强化后，个人经验与自身感知能力发挥的作用是有限的，此时风险的"放大站"便发挥了其作用，包括媒体报道、政府发布的公告或是其他网络平台等渠道，使得风险信息获取的途径更加多样化。在风险被不断发酵放大后，人们的风险认知和情绪积累达到最大时，一些诸如舆情风险、恐慌风险、信任风险等衍生社会风险便会出现。比如在2010年山西疫苗事件中，患儿家长纷纷质疑为什么接种了乙肝疫苗又会得乙肝、是否是接种疫苗所致、是接种疫苗的违规操作还是高温暴露使得疫苗失效，等等①，在家长们多次你来我往中，风险已经放大，此时微信平台出现一些不正当的言论则会引发轩然大波，带来舆情风险等系列衍生社会风险。其次，利益群体对应对主体的负面认知也是诱发因素之一。比如河南双汇瘦肉精事件就是由央视3·15特别节目揭露②；2010年深圳尘肺病事件由中国之声揭发，这些报道一经发布就引起巨大反响，由媒体报道而不是相关管理部门监管发现，使得民众容易产生对应对主体工作疏忽、监管不到位等方面的负面认知。最后，利益群体对应对措施的负面认知也是诱发因素之一。

第三，谣言持续时间。谣言是指那些未经政府证实的，由民众自发性地进行传播的不真实的、虚构性的言论，谣言持续时间越久，诱发衍生社会风险的可能性就越大，同时加大了事件和风险的管控难度。

第四，谣言传播速率。谣言传播速率传播渠道多样化和媒体导向不清受两因素影响。首先，谣言的传播方式多种多样，大体上可以分为微博、微信等线上传播以及口口相传的线下传播两大类。公共卫生事件由于其自身的重要性和专业性，相关管理部门及主流媒体在做出相应的应对措施与报道时，有时候会存在信息滞后的情况，这就给了谣言可乘之机，谣言的广泛传播大大加剧了民众的恐慌。比如新冠肺

① 《山西疫苗事件》，百度百科，https：//baike.baidu.com/item/% E5% B1% B1% E8% A5% BF% E7% 96% AB% E8% 8B% 97% E4% BA% 8B% E4% BB% B6/10216107? fr = aladdin。

② 张小岩：《我国食品安全的政府监管》，硕士学位论文，郑州大学，2014年。

炎，人民日报称此次公共卫生事件衍生的舆论风险影响不亚于事件本身的影响。因此，谣言会助燃衍生社会风险的发展与恶化。其次，媒体导向不清。媒体扮演着政府与民众之间的桥梁角色，媒体的正确引导有利于舆论向正向的方向发展，媒体不仅可以协助管理部门及时公开信息，还可以成为民众及时表达利益诉求的渠道之一。在公共卫生事件发生时，媒体应该以客观的态度，公正地报道事实，引导民众理性思考。如若不然，谣言传播渠道多样化再加上一些媒体的错误导向，一方面加速了谣言的传播速率，增加了对谣言管控的难度；另一方面，也会诱发衍生社会风险的出现。

综上所述，大规模突发公共卫生事件衍生社会风险的诱发因素是由多种因素导致的，并且这些诱发因素并不是单一发挥作用的，而是相互影响，在前端基础性诱因的铺垫下，经过中端催化和后端的激化，逐渐衍生出不同类型的社会风险。

二 衍生社会风险的扩散路径

衍生社会风险虽然种类繁多，但是通过深入梳理和分析案例可以发现，其滋生之后的扩散轨迹或多或少呈现出某个有规律性的特点，或是针对风险本身由少到多的增加扩散，或是沿着风险应对系统空隙的溜缝扩散，或是突破实体与虚拟场域的跨界扩散，等等。依据案例剖析情况和扩散模式的特点，借用象征手法，大体将其划分为风险共生式、火山喷发裂隙式、实体与虚拟场域交互的蝴蝶效应式扩散三种模式。

(一) 风险共生式扩散

此类模式着眼于风险本身，所谓共生，是指自然界中只有一株植物单独生长时，显得矮小、单调，而它若与众多同类植物一起生长时，则根深叶茂，生机盎然，此种相互影响、相互促进的现象，称之为"共生"①。将其用于描述风险的扩散路径也同样适用，所谓风险共生式扩

---

① 《共生效应》，百度文库，https://wenku.baidu.com/view/f7cabcbd32d4b14e852458fb770 bf7 8a65293ae0.html。

散，是指当一个风险单独存在时，显得微小、不起眼，而与众多同类或者异类风险一起发生时，则会迅速扩散且影响巨大（如图3-6所示）。

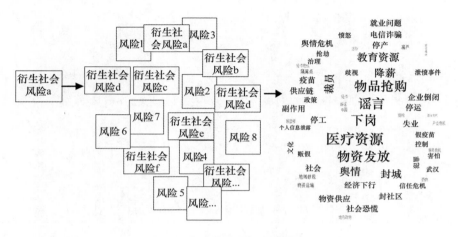

图3-6　风险共生式扩散示意图

在大规模突发公共卫生事件的刺激下，如若只呈现事件本身或是单一风险的传播、偶发，影响力度尚可承受，但是如果同时面对：经济下行—企业破产—裁员下岗—失业浪潮、传染反复偶发—政府信任降低—民众情绪不满、信息供给不足—谣言广泛传播—辟谣不及时—舆情危机、医疗资源分配—运输—供给问题、封闭式管理—线上教育—教育资源分配不公—民众不满，等等，这些多链条风险同时发生、扩散，则会呈现出共生式的扩散路径，且风险的影响力巨大。

（二）火山喷发裂隙式扩散

此类模式着眼于整体应对系统衔接的薄弱环节，所谓裂隙式火山喷发，是地质学上用来指岩浆沿着地壳上深陷的裂缝溢出地表的喷发形式。各种各样的衍生社会风险就如岩浆一样，极易出现在各种主体、组织、地域、管理、信息、制度等方面脱节的地带，溜缝般地沿着衔接缝隙的薄弱地带扩散开来（如图3-7所示）。

突发公共卫生事件应对效果的好坏不取决于某个部分，而是有赖于整个系统。从主体上看，政府中的卫生管理部门、交通部门、公安部门、

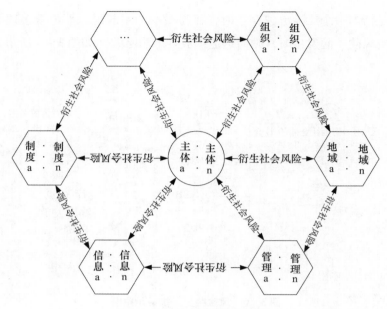

图 3 - 7　裂隙式扩散示意图

保险部门，以及其他的医疗部门、第三方组织、志愿者等主体间如若缺乏明确的协同治理机制，则容易滋生衍生社会风险；从区域上看，中央政府与各地方政府、地方政府之间、地方政府内部的部门之间如若联动抵御机制不够明晰，也容易形成衍生社会风险；从信息共享上看，各部门、各行业之间信息壁垒依然存在；从制度上看，各政策制度的一贯性、互补性不强，诸如此类的不同方面衔接裂缝的存在，就给了衍生社会风险可乘之机。

（三）实体与虚拟场域交互下的蝴蝶效应式扩散

此模式着眼于场域方面，所谓蝴蝶效应，是指初始条件十分微小的变化经过不断发酵、推移可以对其他系统造成巨大的影响。社会实体场域在突发公共卫生事件的刺激下有可能触发一个或者多个衍生社会风险，这些衍生风险源最初有可能是极为微小的，但是经过网络虚拟场域的发酵、传播、放大，就有可能演化为越来越多民众普遍关注的大事件，甚至导致舆情危机（如图 3 - 8 所示）。

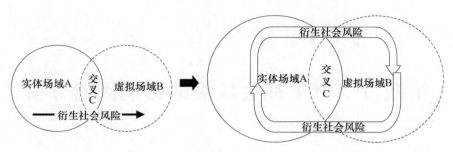

图 3-8　实体与虚拟场域交互下的蝴蝶效应式扩散示意图

　　相较于其他突发事件而言，公共卫生事件由于其自身理解的知识专业性和受众理解的模糊性，本就容易引发高度的话题关注，在网络信息技术的作用下，衍生社会风险极易被迅速放大。从场域来看，衍生社会风险的扩散既包括了社会实体范围，也涵盖了网络虚拟范围，衍生社会风险在实体扩散的同时，也容易在虚拟网络场域扩散。从主体来看，既有社会实体上的民众和各种组织成为扩散的载体，也有各个平台上的网民作为扩散的虚拟载体，一旦交织在一起，大大增加了治理的难度。

第四章　衍生社会风险的影响因素分析

第一节　理论模型构建与研究假设

一　理论模型构建

笔者通过多维情景空间分析方法对 107 起案例进行拆分与归纳，依据所得出的环境因素、事件属性、事件应对、群体作用、承险系统脆弱性、衍生社会风险防控和衍生社会风险类型七大类因素，以案例剖析过程中所梳理出的因素间逻辑关系为考量，初步构建起研究的理论模型，如图 4 - 1 所示。

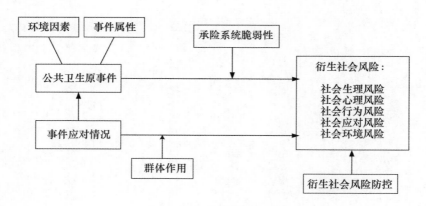

图 4 - 1　初始理论模型

其中，环境因素、事件属性主要是表征公共卫生事件本身的，其如何对衍生社会风险发挥影响，主要可以通过定性分析的方式进行描述，对衍生社会风险诱发因素里面的前端基础性诱因和中端催化性诱因部分进行了详细的分析，此处不再多加赘述。事件应对情况不仅影响事件的发展，同时也会对衍生社会风险产生影响，但是在梳理案例获取数据的过程中发现，事件应对更多的是表示公共卫生事件最开始出现的时候，应对主体的范围、对事件最初级别的判断、应对时间的及时与否等，伴随事件的发生、发展过程以及不断衍生出来的社会风险问题，事件应对情况在中后期与风险防控情况逐渐重合，因此，考虑到案例数据获取的可操作性，特将事件应对情况和风险防控情况进行因素合并一起赋值。

基于我们研究的核心问题为衍生社会风险，通过理论模型梳理以及案例分析可以发现，直接作用于衍生社会风险的因素主要有三个，即群体作用、承险系统脆弱性以及衍生社会风险防控（以下简称风险防控），因此，我们重点考察这三个因素对于五大类衍生社会风险的影响，最终构建起研究的结构方程模型，如图4-2所示。

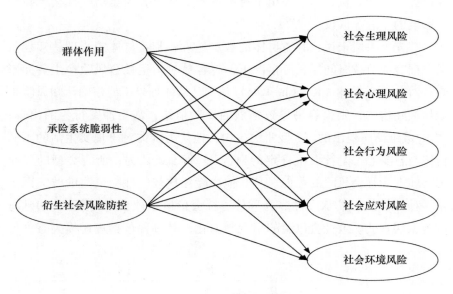

图4-2　结构方程模型

该模型表明，在突发公共卫生事件的大背景下，群体作用、承险系统脆弱性以及风险防控情况，直接影响了五大类衍生社会风险。为了验证理论模型的合理性，并进一步探索各因素对社会生理风险、社会心理风险、社会行为风险、社会应对风险、社会环境风险的影响，本研究将利用结构方程模型，结合目前收集的 107 起公共卫生事件案例数据进行实证研究。

在对 107 起案例赋值的过程中，为了尽量避免个人的主观性，我们选取 3 名团队成员分别进行赋值。为了统一标准，团队成员在正式赋值之前，共同对 10% 的案例（11 起）进行赋值，对于存在分歧的内容判断进行探讨，以便标准相对统一。之后再分别对剩余案例进行赋值，然后取其平均值作为最终数据。

二　研究假设

根据案例整理、分析过程中形成的感性认识和已有经验，并根据以往研究者们的观点，本节提出了有关不同变量对五大类衍生社会风险产生影响的十五个假设。

首先，一般来说，利益群体的数量越大，利益群体的心理认知越负面，谣言的持续时间越长等情况下，越容易对衍生社会风险产生负面影响。对此，金哲林（Kin Che Lam）认为，群体如果不能正确认知风险是如何被建构的，则很容易导致强烈的反对情绪，甚至冲突行为的出现；在 J. 戴维斯所提出的"J 型曲线"中，他认为群体对于现实生活的不满情绪与自身心态是社会不稳定的根源①；龚维斌认为，所有类型的风险都有转变为社会风险的可能。与其他风险相比较，社会风险的致灾因子是多种多样的，其承灾体多为群体、社会价值、社会结构等②；刘延海认为，谣言会诱致社会风险的出现与演化，其过程包括规避损失态度形

---

① 许文惠：《危机状态下的政府管理》，中国人民大学出版社 1998 年版。
② 龚维斌：《当代中国社会风险的产生、演变及其特点——以抗击新冠肺炎疫情为例》，《中国特色社会主义研究》2020 年第 1 期，第 17—25 页。

成、集合行为、事件平息以及次生风险 4 个阶段①；张鼎华等认为，谣言传播速率和谣言持续时间是群体性事件爆发的重要因素之一。② 因此，群体作用对于衍生社会风险严重性的影响很可能是正相关的，据此我们提出假设 H1—假设 H5：

假设 H1：群体作用对于社会生理风险具有显著的正向影响。

假设 H2：群体作用对于社会心理风险具有显著的正向影响。

假设 H3：群体作用对于社会行为风险具有显著的正向影响。

假设 H4：群体作用对于社会应对风险具有显著的正向影响。

假设 H5：群体作用对于社会环境风险具有显著的正向影响。

表 4 – 1

潜变量	观察变量
群体作用	利益群体数量（QT）
	利益群体心理认知（XL）
	谣言持续时间（YSJ）
	谣言传播速率（YSL）

其次，一般来说，承险系统的脆弱性越高，衍生社会风险越有可能出现。对此，雅科夫（Yacov）③ 认为，应该从全面系统的角度来看待风险，同时认为脆弱性和恢复力是在对风险进行分析时不可忽视的两大变量；海梅斯（Haimes）④ 也认为脆弱性作为一种系统的内在状态，表现为物质、技术、组织以及文化等多个方面；盛冈（Morioka）认为，发展

---

① 刘延海：《网络谣言诱致社会风险的演化过程及影响因素——基于扎根理论的研究》，《情报杂志》2014 年第 8 期，第 155—160、195 页。

② 张鼎华、李卫俊、李丞等：《基于深度学习的多维情景空间下群体性事件分析与预测研究》，《中国管理科学》2020 年第 8 期，第 176 页。

③ Haimes Yacov Y. , "On the Complex Definition of Risk: A Systems-Based Approach", *Risk Analysis*, 2009, 29 (12): 1647 – 1654.

④ Haimes Y. Y. , "On the Definition of Vulnerabilities in Measuring Risks to Infrastructures", *Risk Analysis*, 2006, 26 (2): 293 – 296.

性的社会脆弱性和内外环境影响之间的相互作用会导致一些衍生的社会适应不良状态的出现和持续，进而衍生出一系列社会风险。[①] 因此，承险系统脆弱性对于衍生社会风险严重性的影响很可能是正相关的，据此我们提出假设 H6—假设 H10：

假设 H6：承险系统脆弱性对于社会生理风险具有显著的正向影响。

假设 H7：承险系统脆弱性对于社会心理风险具有显著的正向影响。

假设 H8：承险系统脆弱性对于社会行为风险具有显著的正向影响。

假设 H9：承险系统脆弱性对于社会应对风险具有显著的正向影响。

假设 H10：承险系统脆弱性对于社会环境风险具有显著的正向影响。

表 4 – 2

潜变量	观察变量
承险系统脆弱性	法律意识（FL）
	卫生健康水平（WS）
	抗风险能力（KFX）
	文化道德水平（WH）
	情绪疏导机制（QX）

最后，一般来说，决策或是应对主体感知到风险的情况越准确，防控主体范围越大，防控资源越充足，防控措施越到位，信息公开程度和主体公信力越好，衍生社会风险越不容易出现。对此，卡普兰（Kaplan）[②] 等人认为，风险 = 危险/安全措施，即风险与面对危险时所采取的安全措施成反比，也就是说我们虽然不可能做到完全消除风

① Morioka, Hirofumi, Ijichi, Shinji, Ijichi, Naomi, Ijichi, Yukina, King, Bryan H., "Developmental Social Vulnerability as the Intrinsic Origin of Psychopathology: A Paradigm Shift from Disease Entities to Psychiatric Derivatives within Human Diversity", *Medical Hypotheses*, 2019 (126): 95 – 108.

② Kaplan S., Garrick B. J., "On the Quantitative Definition of Risk", *Risk Analysis*, 1981 (1): 11 – 27.

险，但是可以通过提高应对风险的安全措施来降低风险；童星、张海波认为，公共危机的发生是从社会风险向公共危机演变的动态过程，在这一过程中的过渡点就是一些事件的触发。因此对社会风险的管理重点在于控制社会风险的扩大，避免其转化为公共危机[①]；王刚认为，风险是可以通过合理的防控措施予以化解的，包括风险的规避、转嫁与控制，而且风险之间具有内在转化的特性，不同类型的风险由于管理控制不当，会相互转化或是衍生。[②] 因此，风险防控对于衍生社会风险严重性的影响很可能是负相关的，据此我们提出假设 H11—假设 H15：

假设 H11：风险防控对于社会生理风险具有显著的负向影响。

假设 H12：风险防控对于社会心理风险具有显著的负向影响。

假设 H13：风险防控对于社会行为风险具有显著的负向影响。

假设 H14：风险防控对于社会应对风险具有显著的负向影响。

假设 H15：风险防控对于社会环境风险具有显著的负向影响。

表 4 – 3

潜变量	观察变量
衍生社会风险防控	风险感知（FXGZ）
	防控主体（FKZT）
	防控资源情况（FKZY）
	防控措施（FKCS）
	信息公开程度（FKGK）
	主体公信力（FKGXL）

此外，衍生社会风险主要包括五大类，具体如表 4 – 4 所示。

---

① 童星、张海波：《群体性突发事件及其治理——社会风险与公共危机综合分析框架下的再考量》，《学术界》2008 年第 2 期，第 35—45 页。

② 王刚：《风险的规避、转嫁与控制策略：基于中央与地方政府的对比分析》，《中国行政管理》2020 年第 10 期，第 121—128 页。

表 4 - 4

	潜变量	观察变量
衍生社会风险类型	社会生理风险	生命健康风险（SL1）
		经济损失风险（SL2）
		资源供需风险（SL3）
	社会心理风险	信任风险（XL1）
		恐慌风险（XL2）
		舆情风险（XL3）
	社会行为风险	个人极端行为风险（XW1）
		群体间冲突风险（XW2）
	社会应对风险	救援本身的风险（YD1）
		应对方式本身产生的风险（YD2）
	社会环境风险	人际交往风险（HJ1）
		社会稳定风险（HJ2）
		国际关系风险（HJ3）
		国际形象风险（HJ4）

第二节　指标体系的提取与解释

一　指标体系的提取

目前国内关于群体作用、承险系统脆弱性、风险防控对不同类型衍生社会风险影响的定量分析相对较少，定量指标评价体系缺乏成熟的量表可供参考。基于相关研究文献，以及笔者与研究团队的案例收集、分析与多维情景空间演化模型构建的整个过程，最终形成现在的指标体系（见表 4 - 5）。

在突发公共卫生事件背景下，群体作用情况主要包括 4 个观察变量：一是利益群体数量，二是利益群体心理认知，三是谣言持续时间，四是谣言传播速率。具体测量指标和标准如表 4 - 6 所示。

表 4 - 5　　　　　　　　　　　　　**指标体系**

潜在变量	观察变量	潜在变量	观察变量
群体作用	利益群体数量	社会生理风险	生命健康风险
	利益群体心理认知		经济损失风险
	谣言持续时间		资源供需风险
	谣言传播速率	社会心理风险	信任风险
承险系统脆弱性	法律意识		恐慌风险
	卫生健康水平		舆情风险
	抗风险能力	社会行为风险	个人极端行为风险
	文化道德水平		群体间冲突风险
	情绪疏导机制	社会应对风险	救援本身的风险
风险防控	风险感知		应对方式本身产生的风险
	防控主体	社会环境风险	人际交往风险
	防控资源情况		社会稳定风险
	防控措施		国际关系风险
	信息公开程度		国际形象风险
	主体公信力		

表 4 - 6

潜变量	观察变量	数据集编码
群体作用	利益群体数量	10 人及以下 = 1 10—50（包括 10）= 2 50—100（包括 50）= 3 100 以上（包括 100）= 4
	利益群体心理认知	对政府持正面认知（信任态度）= 1 无明显描述 = 2 对政府持负面认知（不信任态度）= 3
	谣言持续时间	无相关统计或无谣言传播 = 1 0—24 小时（包括 24 小时）= 2 24—48 小时（包括 48 小时）= 3 48—72 小时（包括 72 小时）= 4 72 小时以上 = 5
	谣言传播速率	谣言得到控制 = 1 无明显描述 = 2 谣言未得到控制 = 3

承险系统脆弱性情况主要包括 5 个观察变量：一是法律意识，二是卫生健康水平，三是抗风险能力，四是文化道德水平，五是情绪疏导机制。具体测量指标和标准如表 4 - 7 所示。

表 4 - 7

潜变量	观察变量	数据集编码
承险系统脆弱性	法律意识	无明显描述 = 1 有少数个体违背法律规定行为 = 2 有多数个体违背法律规定行为 = 3
	卫生健康水平	对卫生、健康水平有正面描述 = 1 对卫生、健康水平无明显描述 = 2 对卫生、健康水平有负面描述 = 3
	抗风险能力	对抗风险能力有正面描述 = 1 对抗风险能力无明显描述 = 2 对抗风险能力有负面描述 = 3
	文化道德水平	对文化道德水平有正面描述 = 1 对文化道德水平无明显描述 = 2 对文化道德水平有负面描述 = 3
	情绪疏导机制	对情绪疏导有正面描述 = 1 对情绪疏导无明显描述 = 2 对情绪疏导有负面描述 = 3

　　风险防控情况主要包括 6 个观察变量：一是风险感知，二是防控主体，三是防控资源情况，四是防控措施，五是信息公开程度，六是主体公信力。具体测量指标和标准如表 4 - 8 所示。

表 4 - 8

潜变量	观察变量	数据集编码
风险防控	风险感知	没感知到风险 = 1 感知到单一风险 = 2 感知到叠加风险 = 3
	防控主体	区（县）政府以下（包括县）= 1 区政府以上，市政府以下（包括市）= 2 市政府以上，省政府以下（包括省）= 3 省政府以上 = 4

续表

潜变量	观察变量	数据集编码
风险防控	防控资源情况	不充足（需要外部输入）=1 充足（不需要外部输入）=2
	防控措施	无相关防控措施=1 有针对单一风险的防控措施=2 有针对叠加风险的防控措施=3
	信息公开程度	无反应或者不公开=1 公开程度低=2 公开程度高=3
	主体公信力	主体公信力低=1 主体公信力高=2

社会生理风险主要包括 3 个观察变量：一是生命健康风险，二是经济损失风险，三是资源供需风险。具体测量指标和标准如表 4 - 9 所示。

表 4 - 9

潜变量	观察变量	数据集编码
社会生理风险	生命健康风险	无风险=1 低风险=2 高风险=3
	经济损失风险	无风险=1 低风险=2 高风险=3
	资源供需风险	无风险=1 低风险=2 高风险=3

社会心理风险主要包括 3 个观察变量：一是信任风险，二是恐慌风险，三是舆情风险。具体测量指标和标准如表 4 - 10 所示。

表 4 – 10

潜变量	观察变量	数据集编码
社会心理风险	信任风险	无风险 = 1 低风险 = 2 高风险 = 3
	恐慌风险	无风险 = 1 低风险 = 2 高风险 = 3
	舆情风险	无风险 = 1 低风险 = 2 高风险 = 3

社会行为风险主要包括 2 个观察变量：一是个人极端行为风险，二是群体间冲突风险。具体测量指标和标准如表 4 – 11 所示。

表 4 – 11

潜变量	观察变量	数据集编码
社会行为风险	个人极端行为风险	无风险 = 1 低风险 = 2 高风险 = 3
	群体间冲突风险	无风险 = 1 低风险 = 2 高风险 = 3

社会应对风险主要包括 2 个观察变量：一是救援本身的风险，二是应对方式本身产生的风险。具体测量指标和标准如表 4 – 12 所示。

表 4 – 12

潜变量	观察变量	数据集编码
社会应对风险	救援本身的风险	无风险 = 1 低风险 = 2 高风险 = 3
	应对方式本身产生的风险	无风险 = 1 低风险 = 2 高风险 = 3

社会环境风险主要包括 4 个观察变量：一是人际交往风险，二是社会稳定风险，三是国际关系风险，四是国际形象风险。具体测量指标和标准如表 4 – 13 所示。

表 4 – 13

潜变量	观察变量	数据集编码
社会环境风险	人际交往风险	无风险 = 1 低风险 = 2 高风险 = 3
	社会稳定风险	无风险 = 1 低风险 = 2 高风险 = 3
	国际关系风险	无风险 = 1 低风险 = 2 高风险 = 3
	国际形象风险	无风险 = 1 低风险 = 2 高风险 = 3

二　指标的具体解释

（一）群体作用

1. 利益群体数量

利益群体数量是指和事件直接相关的、利益关系比较大的那些人群的数量。例如，传染病类型中就是整个事件当中感染的人数，动物疫情就是涉及的直接养殖户，食物和化学中毒就是直接中毒的人数，不明原因和其他里面选择其中最直接相关和受害的群体。具体编码是：10 人及以下 = 1；10—50 人（包括 10 人）= 2；50—100 人（包括 50 人）= 3；100 人以上（包括 100 人）= 4。

2. 利益群体心理认知

利益群体心理认知主要是指对政府或相关管理部门认知的描述情况，具体编码是：对政府持正面认知（信任态度）= 1；无明显描述 = 2；对政府持负面认知（不信任态度）= 3。

3. 谣言持续时间

谣言持续时间，是从谣言在网上开始传播到官方出面辟谣为止。具体编码是：无相关统计或无谣言传播 = 1；0—24 小时（包括 24 小时） = 2；24—48 小时（包括 48 小时） = 3；48—72 小时（包括 72 小时） = 4；72 小时以上 = 5。

4. 谣言传播速率

谣言传播速率主要是指谣言是否得到控制，具体编码是：谣言得到控制 = 1；无明显描述 = 2；谣言未得到控制 = 3。

（二）承险系统脆弱性

1. 法律意识。具体编码是：无明显描述 = 1；有少数个体违背法律规定行为 = 2；有多数个体违背法律规定行为 = 3。

2. 卫生健康水平。具体编码是：对卫生、健康水平有正面描述 = 1；对卫生、健康水平无明显描述 = 2；对卫生、健康水平有负面描述 = 3。

3. 抗风险能力。具体编码是：对抗风险能力有正面描述 = 1；对抗风险能力无明显描述 = 2；对抗风险能力有负面描述 = 3。

4. 文化道德水平。具体编码是：对文化道德水平有正面描述 = 1；对文化道德水平无明显描述 = 2；对文化道德水平有负面描述 = 3。

5. 情绪疏导机制。具体编码是：对情绪疏导有正面描述 = 1；对情绪疏导无明显描述 = 2；对情绪疏导有负面描述 = 3。

（三）风险防控

1. 风险感知。风险感知主要是指决策或是管理主体（政府）是否感知到了风险。具体编码是：没感知到风险 = 1；感知到单一风险 = 2；感知到叠加风险 = 3。

2. 防控主体。防控主体是指公共卫生事件整个发生、发展过程中最高级别的应对主体，主要是指政府一级。具体编码是：区（县）政府以下（包括县） = 1；区政府以上，市政府以下（包括市） = 2；市政府以上，省政府以下（包括省） = 3；省政府以上 = 4。

3. 防控资源情况。防控资源情况是指事发地区域范围内，本级政府是否需要外部资源的输入（外部输入就是指事发地区域以外的政府或者其他组织的应急资源输入)。具体编码是：不充足（需要外部输入）=1；充足（不需要外部输入）=2。

4. 防控措施。防控措施是指相关应对主体是否采取了防范风险的各种举措。具体编码是：无相关防控措施=1；有针对单一风险的防控措施=2；有针对叠加风险的防控措施=3。

5. 信息公开程度。信息公开程度是指，政府是否通过官网等媒体平台、渠道及时对风险及应对情况进行公开判断。具体编码是：无反应或者不公开=1；公开程度低=2；公开程度高=3。

6. 主体公信力。主体公信力是指官方表态或者出台政策之后，民众的信服度、遵从度情况。在衍生社会风险发生后，相关主体能够主动承担责任并积极采取系列应急措施，在第一时间给出明确表态，真实全面地对突发事件情况进行说明，消除民众疑虑，满足民众对事件处理的期待，民众对管理主体的评价正面，信任度高，即表示主体公信力高，反之则低。具体编码是：主体公信力低=1；主体公信力高=2。

（四）社会生理风险

1. 生命健康风险。生命健康风险是指，在突发公共卫生事件发生、发展过程中，因各种相关因素导致相关个体或者群体出现疾病、伤残甚至死亡的可能性。具体编码是：无风险=1，案例中没涉及该风险，或者无伤亡；低风险=2，受伤人数100人以下（包括100人）但无伤亡，或出现死亡，死亡人数5人以下（包括5人）；高风险=3，受伤人数100人以上并出现死亡，或出现死亡人数5人以上。

2. 经济损失风险。经济损失风险，是指在突发公共卫生事件发生、发展过程中，个人或者组织在从事正常的经济活动时，蒙受直接金钱损失（或其他财产损失大概折算）的可能性。具体编码是：无风险=1，案例中没涉及该风险，或者无损失；低风险=2，经济损失500万元以下（包括500万元）；高风险=3，或经济损失500万元以上。

3. 资源供需风险（物品+服务）。资源供需风险，是指在突发公共卫生事件发生、发展过程中，相关物资和医疗、救援人员服务是否出现供给不足的可能性。具体编码是：无风险=1，案例中没涉及该风险或者供需失衡；低风险＝2，出现少量、个别物资和医疗、救援人员服务供给不足，且持续时间较短；高风险＝3，出现大规模物资和医疗、救援人员服务供给不足，且持续时间较长。

（五）社会心理风险

1. 信任风险。信任风险，是指在突发公共卫生事件发生、发展过程中，民众表现出对政府公布信息、媒体报道信息或是他人不信任的可能性（包括对政府、媒体、他人等的不信任）。具体编码是：无风险＝1，案例中没涉及该风险，或者无相关描述；低风险＝2，出现较少的对政府、媒体或者他人的负面描述；高风险＝3，出现大量的对政府、媒体或者他人的负面描述。

2. 恐慌风险。恐慌风险，是指在突发公共卫生事件发生、发展过程中，相关利益群体表现出情绪恐慌、害怕等负面情绪的可能性。具体编码是：无风险＝1，案例中没涉及该风险，或者无相关描述；低风险＝2，出现较少有关利益群体恐慌情绪的描述；高风险＝3，出现大量有关利益群体恐慌情绪的描述。

3. 舆情风险。舆情风险，是指在突发公共卫生事件发生、发展过程中，出现来自社会或者网络上的负面信息、虚假信息、谣言等的可能性。具体编码是：无风险＝1，案例中没涉及该风险，或者无相关描述；低风险＝2，出现较少有关负面信息、虚假信息、谣言的描述；高风险＝3，出现大量有关负面信息、虚假信息、谣言的描述。

（六）社会行为风险

1. 个体极端行为风险。个人极端行为风险，是指在突发公共卫生事件发生、发展过程中，个人由于挫折、不满等负面情绪累积，而产生侵犯和攻击性行为的可能性。具体编码是：无风险＝1，案例中没涉及该风险，或者无相关描述；低风险＝2，出现较少或较低程度有关个人极端行为的描述；高风险＝3，出现大量或较高程度有关个人极端行为的描述。

2. 群体间冲突风险。群体间冲突风险，是指在突发公共卫生事件发生、发展过程中，群体与群体之间认识上的差异或目标利益上的矛盾而产生的对立活动的可能性。具体编码是：无风险＝1，案例中没涉及该风险，或者无相关描述；低风险＝2，出现较低程度的有关群体间对立的描述；高风险＝3，出现较高程度的对立或已经出现群体间肢体冲突的描述。

（七）社会应对风险

1. 救援本身的风险。救援本身的风险，是指在突发公共卫生事件发生、发展过程中，救援的实施者由于救援方式不当或者其他因素导致自身受到伤害的可能性。具体编码是：无风险＝1，案例中没涉及该风险，或者无相关描述；低风险＝2，出现较少救援主体受损伤的描述；高风险＝3，出现大量救援主体受损伤的描述。

2. 应对方式本身产生的风险。应对方式本身产生的风险，是指在突发公共卫生事件发生、发展过程中，由于应对主体采取不同的应对方式所导致的其他方面风险的可能性。具体编码是：无风险＝1，案例中没涉及该风险，或者无相关描述；低风险＝2，出现较少应对方式产生新风险的描述；高风险＝3，出现大量应对方式产生新风险的描述。

（八）社会环境风险

1. 人际交往风险。人际交往风险，是指在突发公共卫生事件发生、发展过程中，民众在生产或生活活动中建立社会关系受限的可能性。具体编码是：无风险＝1，案例中没涉及该风险，或者无相关描述；低风险＝2，出现较少对人际交往受限内容的描述；高风险＝3，出现大量对人际交往受限内容的描述。

2. 社会稳定风险。社会稳定风险，是指全社会大多数成员存在违背共同的社会规范、社会秩序的可能性。具体编码是：无风险＝1，案例中没涉及该风险，或者无相关描述；低风险＝2，出现较少对破坏社会稳定内容的描述；高风险＝3，出现大量对破坏社会稳定内容的描述。

3. 国际关系风险。国际关系风险，是指在突发公共卫生事件发生、发展过程中，出现影响国与国之间在政治、经济、军事、社会等关系上的可能性。具体编码是：无风险＝1，案例中没涉及该风险，或者无相关描述；低风险＝2，出现较少对影响国际关系内容的描述；高风险＝3，出现大量对影响国际关系内容的描述。

4. 国际形象风险。国际形象风险，是指在突发公共卫生事件发生、发展以及事件应对过程中，出现关于事件发生国家或地区的负面评价，从而对所在国家（民族、政府）的国际形象产生负面影响的风险。具体编码是：无风险 = 1，案例中没涉及该风险，或者无相关描述；低风险 = 2，对所在国家（民族、政府）的国际形象出现少量的负面报道；高风险 = 3，对所在国家（民族、政府）的国际形象出现大量的负面报道。

第三节　数据处理与分析

一　指标的信度与效度分析

（一）信度分析

信度分析可以对测量指标的可靠性和稳定性进行验证，通过计算 Cronbach's α系数可以对测量指标的信度进行评价。一般来说，当 Cronbach's α 系数超过 0.8 时，可以认为模型的信度较高，Cronbach's α 系数在 0.7 到 0.8 之间，代表模型具有一定的可靠性[1]，如果 Cronbach's α 系数小于 0.7 表示所得模型信度不可靠。通过计算可以得到整体测量指标的 Cronbach's α 系数为 0.763，说明测量指标具有一定的可靠性。可以计算得到各潜变量的 Cronbach's α 系数，如表 4－14 所示。

表 4－14　　　　信度分析 Cronbach's α 系数值 （n = 107）

潜变量	观测变量	删除项后的标度平均值	删除项后的标度方差	修正后的项与总计相关性	删除项后的Cronbach's α 值	Cronbach's α 值
群体作用	QT	5.73	4.16	0.06	0.625	0.715
	XL	7.18	3.56	0.37	0.584	
	YSJ	7.20	2.69	0.13	0.552	
	YSL	7.12	4.58	0.19	0.725	

---

① 朱海雪、张晓旭：《大学生手机依赖问卷的编制及信效度检验》，《滁州学院学报》2016 年第 4 期，第 60—63 页。

续表

潜变量	观测变量	删除项后的标度平均值	删除项后的标度方差	修正后的项与总计相关性	删除项后的Cronbach's α 值	Cronbach's α 值
承险系统脆弱性	FL	8.51	2.69	0.24	0.621	**0.835**
	WS	7.51	2.50	0.31	0.748	
	KFX	7.93	2.08	0.40	0.641	
	WH	7.65	2.83	0.31	0.592	
	QX	**7.93**	**2.52**	**0.28**	**0.851**	
风险防控	FXGZ	**11.31**	**3.42**	**0.42**	**0.796**	0.794
	FKZT	**11.36**	**3.23**	**0.07**	**0.803**	
	FKZY	12.06	4.49	0.00	0.673	
	FKCS	11.42	2.89	0.68	0.733	
	FKGK	11.16	3.34	0.43	0.745	
	FKGXL	12.08	3.66	0.52	0.646	
社会生理风险	SL1	3.56	0.89	0.08	0.614	0.725
	SL2	**3.36**	**1.14**	**0.05**	**0.741**	
	SL3	4.36	0.95	0.25	0.626	
社会心理风险	XL1	3.64	1.42	0.61	0.635	0.748
	XL2	3.41	1.74	0.47	0.728	
	XL3	3.64	1.34	0.67	0.568	
社会行为风险	XW1	1.39	0.45	0.59	—	0.745
	XW2	1.22	0.19	0.59	—	
社会应对风险	YD1	1.36	0.40	0.16	—	0.782
	YD2	1.10	0.13	0.16	—	
社会环境风险	HJ1	3.72	1.15	0.23	0.681	0.772
	HJ2	3.46	1.01	0.33	0.602	
	HJ3	3.87	1.17	0.57	0.554	
	HJ4	3.87	1.12	0.59	0.642	

　　从表4－14中可以看出，各个潜变量的Cronbach's α 系数都大于0.7，这表明潜变量的测量信度比较可靠。同时对于"群体作用"潜变量来

说，剔除"谣言传播速率（YSL）"测量指标后，其 Cronbach's α 系数将会从 0.715 提升到 0.725，因此将该指标进行剔除。对于其他"风险防控"潜变量来说，"防控感知（FKGZ）"与"防控主体（FKZT）"两个指标也可以进行剔除；对于"承险系统脆弱性"潜变量来说，"情绪疏导机制（QX）"指标也可以进行剔除，"社会生理风险"潜变量的"经济损失风险（SL2）"指标同样进行剔除处理。

（二）效度分析

效度反映的是测量指标与研究目的之间的一致程度，对于本研究来说，效度检验可以分别从内容效度、架构效度、判别效度等方面进行评价[1]。对于内容效度方面，本研究收集 107 起实际案例，基于多维情景空间分析方法，从案例中逐字逐句剖析，从而提取出相关指标，可以保障其具备较高的内容效度。

1. 架构效度

借助因子分析方法可以对架构效度进行有效评价，通过验证属于相同概念的不同指标经过降维后，是否与理论预测的结果集中在同一公共因子里，可以得到架构效度水平。本研究借助因子分析方法进行测量。利用 SPSS 25.0 对所得数据开展因子分析，使用主成分分析方法，提取主成分的原则为特征根大于 1，基于最大方差法（Varimax）可以计算出 KMO 和 Bartlett's 球形检验的数值。一般认为，当得到的 KMO 数值越大，该数据越适合进行因子分析操作[2]。当 KMO 值大于 0.7，对于数据进行因子分析处理比较适合；当计算出的 KMO 数值小于 0.5 时，对于该数据不适合进行因子分析操作。本研究计算出的 KMO 数值为 0.793，大于 0.7，表明变量间具有共同因素存在，适合对数据进行因子分析操作。

总方差分解表的结果见表 4 - 15，总共有 8 个主成分的特征根大于

---

① 郝媛：《大学男女生相互评价测验的内容与结构效度比较》，《渭南师范学院学报》2014 年第 6 期，第 57—63 页。

② 俞立平、刘骏：《主成分分析与因子分析法适合科技评价吗？——以学术期刊评价为例》，《现代情报》2018 年第 6 期，第 73—79 页。

1，并且前 8 个主成分的累积方差贡献率达到 69.397%，这说明该量表可以通过降维得到 8 个主成分。

表 4 - 15   总方差分解表

成分	初始特征值			提取载荷平方和			旋转载荷平方和		
	总计	方差百分比	累积 %	总计	方差百分比	累积 %	总计	方差百分比	累积 %
1	7.307	25.196	25.196	7.307	25.196	25.196	4.57	15.757	15.757
2	3.333	11.494	36.69	3.333	11.494	36.69	3.038	10.477	26.234
3	2.276	7.848	44.538	2.276	7.848	44.538	2.831	9.763	35.997
4	1.81	6.24	50.778	1.81	6.24	50.778	2.307	7.956	43.953
5	1.61	5.553	56.331	1.61	5.553	56.331	2.216	7.641	51.593
6	1.538	5.303	61.634	1.538	5.303	61.634	2.125	7.328	58.921
7	1.215	4.188	65.822	1.215	4.188	65.822	1.696	5.847	64.768
8	1.037	3.576	69.397	1.037	3.576	69.397	1.342	4.629	69.397
9	0.981	3.382	72.779						
10	0.869	2.995	75.774						
11	0.742	2.558	78.332						
12	0.693	2.391	80.723						
13	0.618	2.13	82.852						
14	0.593	2.044	84.897						
15	0.563	1.941	86.837						
16	0.54	1.862	88.699						
17	0.514	1.772	90.471						
18	0.423	1.458	91.929						
19	0.392	1.351	93.28						
20	0.343	1.183	94.463						
21	0.296	1.021	95.484						
22	0.28	0.967	96.451						
23	0.235	0.812	97.263						
24	0.207	0.713	97.976						
25	0.146	0.505	98.481						

成分	初始特征值			提取载荷平方和			旋转载荷平方和		
	总计	方差百分比	累积 %	总计	方差百分比	累积 %	总计	方差百分比	累积 %
26	0.142	0.488	98.969						
27	0.132	0.455	99.424						
28	0.085	0.292	99.716						
29	0.082	0.284	100						

提取方法：主成分分析。

测量指标因素载荷矩阵数值见表 4 - 16，根据表中的信息，可以得到数据指标适合划分为 8 个维度。

表 4 - 16　　　　　　　　测量指标因素载荷矩阵

	主成分 1	主成分 2	主成分 3	主成分 4	主成分 5	主成分 6	主成分 7	主成分 8
QT	0.771	0.21	0.149	0.487	0.115	0.268	0.115	0.369
XL	0.812	0.107	0.128	0.018	0.084	0.293	0.084	0.465
YSJ	0.734	0.242	0.379	0.069	0.018	0.468	0.018	0.005
FL	0.114	0.826	0.049	0.007	0.385	0.229	0.214	0.479
WS	0.197	0.762	0.097	0.153	0.019	0.16	0.197	0.338
KFX	0.204	0.702	0.405	0.18	0.024	0.002	0.204	- 0.021
WH	0.143	0.875	0.119	0.064	0.078	0.156	0.143	0.417
FKZY	0.262	0.052	0.679	0.024	0.414	- 0.056	0.262	0.015
FKCS	0.391	0.255	0.738	0.063	0.288	0.075	0.478	0.068
FKGK	0.084	0.243	0.821	0.045	0.012	0.082	- 0.376	0.154
FKGXL	0.472	0.435	0.717	0.049	0.244	0.078	0.244	0.254
SL1	0.352	0.471	0.001	0.745	0.231	0.162	0.231	0.057
SL3	0.227	0.196	0.026	0.829	0.086	0.15	0.217	0.257
XL1	0.115	0.471	0.195	0.107	0.788	0.147	0.097	0.095
XL2	0.075	0.189	0.303	0.242	0.757	0.022	0.035	0.002
XL3	- 0.05	0.292	0.063	0.016	0.678	0.036	0.086	0.115

续表

	主成分 1	主成分 2	主成分 3	主成分 4	主成分 5	主成分 6	主成分 7	主成分 8
XW1	0.295	0.083	0.057	0.119	0.024	0.765	0.064	0.204
XW2	0.079	0.06	0.236	0.115	0.078	0.676	0.024	0.336
YD1	0.327	0.035	0.067	0.084	0.06	0.268	0.808	0.02
YD2	0.253	0.015	0.305	0.286	0.222	0.293	0.796	0.104
HJ1	0.086	0.297	0.328	0.179	0.156	0.368	0.082	0.634
HJ2	0.228	0.038	0.21	0.132	0.056	0.229	0.078	0.745
HJ3	0.155	0.358	0.218	0.05	0.075	0.16	0.162	0.827
HJ4	0.21	0.427	0.221	0.147	0.022	0.002	0.15	0.716

从表 4 - 16 中可以看出，针对测量指标进行探索性因子分析，24 个指标通过降维可以得到 8 个主成分，这与潜变量的数量保持一致，表明本研究具有较高的架构效度。

2. 判别效度分析

判别效度分析主要是基于平均变异萃取量（AVE）的数值进行评价[1]，通过比较潜变量的平均变异萃取量（AVE）的平方根与其他潜变量之间的相关系数的绝对值，本研究判别效度的检验结果见表 4 - 17。根据表中信息，各个潜变量的 AVE 值均高于 0.6，同时所有潜变量 AVE 的平方根均大于各个潜变量之间相关系数的绝对值，这充分说明指标之间具有很高的判别效度。

表 4 - 17　　　　　　　　判别效度检验表（n = 107）

	群体作用	系统脆弱性	风险防控	社会生理风险	社会心理风险	社会行为风险	社会应对风险	社会环境风险
群体作用	**0.791**							
系统脆弱性	0.594	**0.845**						
风险防控	- 0.494	- 0.470	**0.842**					

---

① 骆雷：《PLS - SEM 多变量统计分析在赛事观众研究领域中的应用》，《上海体育学院学报》2020 年第 11 期，第 86—94 页。

续表

	群体作用	系统脆弱性	风险防控	社会生理风险	社会心理风险	社会行为风险	社会应对风险	社会环境风险
社会生理风险	0.392	0.338	−0.573	**0.791**				
社会心理风险	0.605	0.626	−0.529	0.427	**0.817**			
社会行为风险	0.507	0.627	−0.445	0.363	0.491	**0.893**		
社会应对风险	0.421	0.478	−0.542	0.371	0.422	0.642	**0.810**	
社会环境风险	0.486	0.557	−0.309	0.452	0.627	0.345	0.314	**0.837**
AVE	0.626	0.714	0.709	0.626	0.667	0.797	0.656	0.701

注：对角线为对应潜变量 AVE 的平方根。

二 样本情况

对 107 起案例的发生时间进行统计，发现 1978 年至 2021 年间，公共卫生事件较为集中地发生于 6 月、7 月、8 月，这也有可能是夏季时节温度较高，为病毒和细菌的滋生提供了适宜条件。事件爆发数量如图 4 −3 所示。

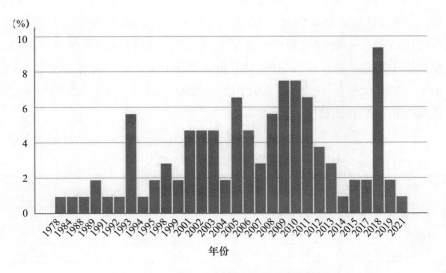

图 4 −3 公共卫生事件发生年份分布情况

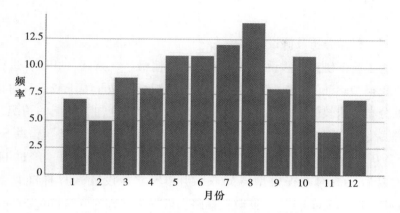

图4-4 公共卫生事件发生月份分布情况

事件所涉及的类型主要包括传染病、动物疫情、食物中毒、职业中毒、群体性不明原因以及其他六类，具体如图4-5所示。其事件级别分布如表4-18所示。

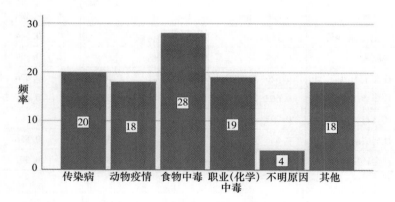

图4-5 公共卫生事件类型分布情况

表4-18　　　　　　　案例事件级别分布频率表

事件级别	频数	百分比（%）
较大	46	43
重大	46	43
特别重大	15	14

三　路径分析及假设检验

为了验证研究的假设模型，本书采纳偏最小二乘法（PLS）进行结构方程模型验证。Smart PLS 数据分析软件对样本数量要求较少且对样本数据分布要求较低，适合于探索性研究和先验理论知识缺乏的情况，在处理多变量、揭示变量作用关系及影响程度方面有明显优势。借助 Smart PLS 2.0 结构方程软件可以对模型开展 PLS 路径建模分析[1]，经过 11 次迭代以后，结构方程模型得到收敛。PLS 软件设置选择标准化数据（mean = 0，variance = 1），同时选择路径权重法（Path Weighting Scheme）进行模型的内部估计计算。运行结果的主要检验指标分析如表 4－19 所示。

表 4－19　　　　　　　　　　　模型参数检验结果

	AVE	Composite Reliability	R Square	Communality
群体作用	0.626	0.684		0.526
承险系统脆弱性	0.714	0.739		0.514
风险防控	0.709	0.801		0.509
社会生理风险	0.626	0.766	0.345	0.626
社会心理风险	0.667	0.857	0.511	0.667
社会行为风险	0.797	0.887	0.437	0.797
社会应对风险	0.656	0.689	0.362	0.556
社会环境风险	0.701	0.797	0.348	0.501

（一）路径分析

依据以上检验指标，通过 Smart PLS 2.0 运行可以得到模型路径系数图，如图 4－6 所示。

---

[1]　蔡进：《高校师生对翻转课堂的采纳与持续应用：教学系统的视角》，博士学位论文，华中师范大学，2019 年。

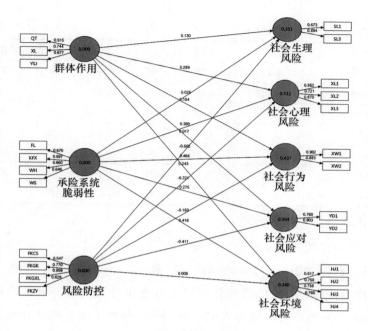

图 4 - 6　模型路径系数图

（二）假设检验

模型的路径系数以及 bootstrap 检验结果如表 4 - 20 所示，可以看出，除了 H4、H6 与 H15 三个原假设以外，其他假设均得到数据支持。

表 4 - 20　　　　　　　　　研究假设 bootstrap 检验结果

路径	系数	T	P	对应假设	检验结果
群体作用 > 社会生理风险	0.13	2.92	< 0.01	H1	成立
群体作用 > 社会心理风险	0.289	7.69	< 0.001	H2	成立
群体作用 > 社会行为风险	0.154	3.22	< 0.01	H3	成立
群体作用 > 社会应对风险	0.017	1.42	> 0.1	H4	不成立
群体作用 > 社会环境风险	0.243	5.82	< 0.001	H5	成立
承险系统脆弱性 > 社会生理风险	0.025	0.58	> 0.1	H6	不成立
承险系统脆弱性 > 社会心理风险	0.35	9.86	< 0.001	H7	成立
承险系统脆弱性 > 社会行为风险	0.464	11.01	< 0.001	H8	成立

路径	系数	T	P	对应假设	检验结果
承险系统脆弱性 > 社会应对风险	0.275	4.56	< 0.001	H9	成立
承险系统脆弱性 > 社会环境风险	0.416	10.32	< 0.001	H10	成立
风险防控 > 社会生理风险	− 0.502	12.64	< 0.001	H11	成立
风险防控 > 社会心理风险	− 0.221	6.94	< 0.001	H12	成立
风险防控 > 社会行为风险	− 0.153	3.56	< 0.001	H13	成立
风险防控 > 社会应对风险	− 0.411	8.24	< 0.001	H14	成立
风险防控 > 社会环境风险	0.005	0.15	> 0.1	H15	不成立

1. 群体作用对衍生社会风险的影响

（1）群体作用→社会生理风险的影响

对应的原假设 H1 为群体作用对于社会生理风险具有显著的正向影响，该假设的 T 检验数值为 2.92，根据统计学中 t 检验的计算参数，当 T 统计值大于等于 1.96 时，可以确保原假设在 95% 的显著性水平下显著。因此假设 H1 通过检验成立，同时群体作用对于社会生理风险的影响路径系数为 0.13，这表明群体作用对于社会生理风险具有显著的正向影响，当群体作用提升 1%，将会导致社会生理风险增大 0.13%；反之群体作用降低 1%，也会推动其社会生理风险减少 0.13%。

（2）群体作用→社会心理风险

对应的原假设 H2 为群体作用对于社会心理风险具有显著的正向影响，该假设的 T 检验数值为 7.69，根据统计学中 t 检验的计算参数，当 T 统计值大于等于 1.96 时，可以确保原假设在 95% 的显著性水平下显著。因此假设 H2 通过检验成立，同时群体作用对于社会心理风险的影响路径系数为 0.289，这表明群体作用对于社会心理风险具有显著的正向影响，当群体作用提升 1%，将会导致社会心理风险增大 0.289%；反之群体作用降低 1%，也会推动其社会心理风险减少 0.289%。

（3）群体作用→社会行为风险

对应的原假设 H3 为群体作用对于社会行为风险具有显著的正向影

响，该假设的 T 检验数值为 3.22，根据统计学中 t 检验的计算参数，当 T 统计值大于等于 1.96 时，可以确保原假设在 95% 的显著性水平下显著。因此假设 H3 通过检验成立，同时群体作用对于社会行为风险的影响路径系数为 0.154，这表明群体作用对于社会行为风险具有显著的正向影响，当群体作用提升 1%，将会导致社会行为风险增大 0.154%；反之群体作用降低 1%，也会推动其社会行为风险减少 0.154%。

（4）群体作用→社会应对风险

对应的原假设 H4 为群体作用对于社会应对风险具有显著的正向影响，该假设的 T 检验数值为 1.42，小于 1.96，在 95% 的显著性水平下不显著，因此假设 H4 不成立。

（5）群体作用→社会环境风险

对应的原假设 H5 为群体作用对于社会环境风险具有显著的正向影响，该假设的 T 检验数值为 5.82，根据统计学中 t 检验的计算参数，当 T 统计值大于等于 1.96 时，可以确保原假设在 95% 的显著性水平下显著。因此假设 H5 通过检验成立，同时群体作用对于社会环境风险的影响路径系数为 0.243，这表明群体作用对于社会环境风险具有显著的正向影响，当群体作用提升 1%，将会导致社会环境风险增大 0.243%；反之群体作用降低 1% 也会推动其社会环境风险提升 0.243%。

2. 承险系统脆弱性对衍生社会风险的影响

（1）承险系统脆弱性→社会生理风险

对应的原假设 H6 为承险系统脆弱性对于社会生理风险具有显著的正向影响，该假设的 T 检验数值为 0.58，小于 1.96，在 95% 的显著性水平下不显著，因此假设 H6 不成立。

（2）承险系统脆弱性→社会心理风险

对应的原假设 H7 为承险系统脆弱性对于社会心理风险具有显著的正向影响，该假设的 T 检验数值为 9.86，根据统计学中 t 检验的计算参数，当 T 统计值大于等于 1.96 时，可以确保原假设在 95% 的显著性水平下显著。因此假设 H7 通过检验成立，同时承险系统脆弱性对于社会心理风险的影响路径系数为 0.35，这表明承险系统脆弱性对于社会心理风险具有显著的正向影响，当承险系统脆弱性提升1%，将会导致社会心理风险增大0.35%；反之承险系统脆弱性降低1%，也会推动其社会心理风险减少0.35%。

（3）承险系统脆弱性→社会行为风险

对应的原假设H8为承险系统脆弱性对于社会行为风险具有显著的正向影响，该假设的T检验数值为11.01，根据统计学中t检验的计算参数，当T统计值大于等于1.96时，可以确保原假设在95%的显著性水平下显著。因此假设H8通过检验成立，同时承险系统脆弱性对于社会行为风险的影响路径系数为0.464，这表明承险系统脆弱性对于社会行为风险具有显著的正向影响，当承险系统脆弱性提升1%，将会导致社会行为风险增大0.464%；反之承险系统脆弱性降低1%，也会推动其社会行为风险减少0.464%。

（4）承险系统脆弱性→社会应对风险

对应的原假设H9为承险系统脆弱性对于社会应对风险具有显著的正向影响，该假设的T检验数值为4.56，根据统计学中t检验的计算参数，当T统计值大于等于1.96时，可以确保原假设在95%的显著性水平下显著。因此假设H9通过检验成立，同时承险系统脆弱性对于社会应对风险的影响路径系数为0.275，这表明承险系统脆弱性对于社会行为风险具有显著的正向影响，当承险系统脆弱性提升1%，将会导致社会行为风险增大0.275%；反之承险系统脆弱性降低1%，也会推动其社会行为风险减少0.275%。

（5）承险系统脆弱性→社会环境风险

对应的原假设H10为承险系统脆弱性对于社会环境风险具有显著的正向影响，该假设的T检验数值为10.32，根据统计学中t检验的计算参数，当T统计值大于等于1.96时，可以确保原假设在95%的显著性水平下显著。因此假设H10通过检验成立，同时承险系统脆弱性对于社会环境风险的影响路径系数为0.416，这表明承险系统脆弱性对于社会环境风险具有显著的正向影响，当承险系统脆弱性提升1%，将会导致社会环境风险增大0.416%；反之承险系统脆弱性降低1%也会推动其社会环境风险提升 0.416%。

3. 风险防控对衍生社会风险的影响

（1）风险防控→社会生理风险

对应的原假设 H11 为风险防控对于社会生理风险具有显著的负向影响，该假设的 T 检验数值为 12.64，根据统计学中 t 检验的计算参数，当 T 统计值大于等于 1.96 时，可以确保原假设在 95% 的显著性水平下显著。因此假设 H11 通过检验成立，同时风险防控对于社会生理风险的影响路径系数为 -0.502，这表明风险防控对于社会生理风险具有显著的负向影响，当风险防控提升 1%，将会导致社会生理风险减少 0.502%；反之风险防控降低 1%，也会推动其社会生理风险增加 0.502%。

（2）风险防控→社会心理风险

对应的原假设 H12 为风险防控对于社会心理风险具有显著的负向影响，该假设的 T 检验数值为 6.94，根据统计学中 t 检验的计算参数，当 T 统计值大于等于 1.96 时，可以确保原假设在 95% 的显著性水平下显著。因此假设 H12 通过检验成立，同时风险防控对于社会心理风险的影响路径系数为 -0.221，这表明风险防控对于社会心理风险具有显著的负向影响，当风险防控提升 1%，将会导致社会心理风险减少 0.221%；反之风险防控降低 1%，也会推动其社会心理风险增加 0.221%。

（3）风险防控→社会行为风险

对应的原假设 H13 为风险防控对于社会行为风险具有显著的负向影响，该假设的 T 检验数值为 3.56，根据统计学中 t 检验的计算参数，当 T 统计值大于等于 1.96 时，可以确保原假设在 95% 的显著性水平下显著。因此假设 H13 通过检验成立，同时风险防控对于社会行为风险的影响路径系数为 -0.153，这表明风险防控对于社会行为风险具有显著的负向影响，当风险防控提升 1%，将会导致社会行为风险减少 0.153%；反之风险防控降低 1%，也会推动其社会行为风险增加 0.153%。

（4）风险防控→社会应对风险

对应的原假设 H14 为风险防控对于社会应对风险具有显著的负向影响，该假设的 T 检验数值为 8.24，根据统计学中 t 检验的计算参数，当

T 统计值大于等于 1.96 时，可以确保原假设在 95% 的显著性水平下显著。因此假设 H14 通过检验成立，同时风险防控对于社会应对风险的影响路径系数为 -0.411，这表明风险防控对于社会应对风险具有显著的负向影响，当风险防控提升 1%，将会导致社会应对风险减少 0.411%；反之风险防控降低 1%，也会推动其社会应对风险增加 0.411%。

（5）风险防控→社会环境风险

对应的原假设 H15 为风险防控对于社会环境风险具有显著的负向影响，该假设的 T 检验数值为 0.15，小于 1.96，在 95% 的显著性水平下不显著，因此假设 H15 不成立。

四　具体指标对衍生社会风险的影响分析

理清了群体作用、承险系统脆弱性、风险防控对衍生社会风险的影响之后，借助回归分析，深入探析变量下的每个具体指标对于 13 种衍生社会风险的影响。

衍生社会风险具体包括生命健康风险、资源供需风险、信任风险、恐慌风险、舆情风险、个人极端行为风险、群体间冲突风险、救援本身的风险、应对方式本身产生的风险、人际交往风险、社会稳定风险、国际形象风险、国际关系风险 13 种类型。其影响因素包括利益群体数量、利益群体心理认知、谣言持续时间、法律意识、卫生健康水平、抗风险能力、文化道德水平、防控资源情况、防控措施、信息公开程度、主体公信力 11 个。

（一）具体指标对 13 种衍生社会风险的回归分析

生命健康风险与各影响因素的回归结果如表 4-21 所示，利用逐步回归方法，将回归模型中检验不显著的变量进行剔除，最终保留对因变量影响显著的指标。生命健康风险的回归模型拟合优度 $R^2 = 0.487$，这表明模型中保留的两个自变量防控资源（FKZY）和利益群体数量（QT）可以解释 48.7% 的生命健康风险的变动。同时两个变量的 t 值绝对值都大于 1.96，表明两个自变量对于生命健康风险具有显著影响，其中，防控资源（FKZY）指标对生命健康风险存在显著的负向影响，这表明，在公共卫生事件中，防控资源越充足，生命健康风险出现的可能性越低；利益群体数量（QT）对生命健康风险存在显著的正向影响，这表明，在公共卫生事件中，利益群体数量越多，越容易出现生命健康风险。

表 4 – 21　　　　　　　生命健康风险回归结果（$R^2 = 0.487$）

	未标准化系数		标准化系数	t	显著性
	B	标准错误	Beta		
（常量）	2.664	0.452	—	5.893	0
FKZY	− 0.58	0.182	− 0.295	− 3.178	0.002
QT	0.143	0.069	0.191	2.056	0.042

资源供需风险与各影响因素的回归结果如表 4 – 22 所示，利用逐步回归方法，将回归模型中检验不显著的变量进行剔除，最终保留对因变量影响显著的指标。资源供需风险的回归模型拟合优度 $R^2 = 0.707$，这表明模型中保留的两个自变量防控资源（FKZY）和谣言持续时间（YSJ）可以解释 70.7% 的资源供需风险的变动。同时两个变量的 t 值绝对值都大于 1.96，表明两个自变量对于资源供需风险具有显著影响，其中，防控资源（FKZY）指标对资源供需风险存在显著的负向影响，这表明，在公共卫生事件中，防控资源越充足，资源供需风险出现的可能性越低；谣言持续时间（YSJ）对于资源供需风险存在显著的正向影响，这表明，在公共卫生事件中，谣言持续的时间越长，越容易出现资源供需风险。

表 4 – 22　　　　　　　资源供需风险回归结果（$R^2 = 0.707$）

	未标准化系数		标准化系数	t	显著性
	B	标准错误	Beta		
（常量）	3.408	0.171	—	19.954	0
FKZY	− 1.213	0.083	− 0.804	− 14.56	0
YSJ	0.044	0.022	0.111	2.004	0.048

信任风险与各影响因素的回归结果如表 4-23 所示，利用逐步回归方法，将回归模型中检验不显著的变量进行剔除，最终保留对因变量影响显著的指标。信任风险的回归模型拟合优度 $R^2 = 0.443$，这表明模型中保留的三个自变量主体公信力（KFGXL）、抗风险能力（KFX）、利益群体心理认知（XL）可以解释 44.3% 的信任风险的变动。同时三个变量的 t 值绝对值都大于 1.96，表明三个自变量对于信任风险具有显著影响。主体公信力（KFGXL）指标对信任风险存在显著的负向影响，这表明，在公共卫生事件中，主体公信力越高，信任风险出现的可能性越低；其余两个变量对于信任风险均存在显著的正向影响，其中抗风险能力（KFX）对于信任风险的影响最大（0.254），这表明，在公共卫生事件中，抗风险能力越差，越容易出现信任风险。

表 4-23　　　　　　　　　信任风险回归结果（$R^2 = 0.443$）

	未标准化系数		标准化系数	t	显著性
	B	标准错误	Beta		
（常量）	2.043	0.452	—	4.524	0
FKGXL	-0.644	0.168	-0.36	-3.823	0
KFX	0.244	0.092	0.254	2.641	0.01
XL	0.182	0.07	0.209	2.589	0.011

　　恐慌风险与各影响因素的回归结果如表 4-24 所示，利用逐步回归方法，将回归模型中检验不显著的变量进行剔除，最终保留对因变量影响显著的指标。恐慌风险变量的回归模型拟合优度 $R^2 = 0.458$，这表明模型中保留的四个自变量利益群体数量（QT）、法律意识（FL）、卫生健康水平（WS）、防控资源情况（FKZY）可以解释 45.8% 的恐慌风险的变动。同时四个变量的 t 值绝对值都大于 1.96，表明四个自变量对于恐慌风险具有显著影响，且防控资源情况（FKZY）指标对恐慌风险存在显著的负向影响，这表明，在公共卫生事件中，防控资源越充足，恐慌风险出现的可能性越低；其他三项均是正向影响，其中利益群体数量

（QT）对于恐慌风险影响程度最大（0.303），这表明，在公共卫生事件中，利益群体数量越多，越容易出现恐慌风险。

表4－24　　　　　　　　　　恐慌风险回归结果（$R^2 = 0.458$）

	未标准化系数		标准化系数	t	显著性
	B	标准错误	Beta		
（常量）	0.941	0.421	—	2.237	0.027
QT	0.198	0.058	0.303	3.395	0.001
FL	0.309	0.09	0.283	3.42	0.001
WS	0.203	0.091	0.195	2.234	0.028
FKZY	−0.317	0.145	−0.184	−2.183	0.031

　　舆情风险与各影响因素的回归结果如表4－25所示，利用逐步回归方法，将回归模型中检验不显著的变量进行剔除，最终保留对因变量影响显著的指标。舆情风险变量的回归模型拟合优度$R^2 = 0.468$，这表明模型中保留的四个自变量主体公信力（KFGXL）、谣言持续时间（YSJ）、卫生健康水平（WS）、防控措施（FKCS）可以解释46.8%的舆情风险的变动。同时四个变量的 t 值绝对值都大于1.96，表明四个自变量对于舆情风险具有显著影响，且主体公信力（KFGXL）指标对舆情风险存在显著的负向影响，这表明，在公共卫生事件中，主体公信力越高，舆情风险出现的可能性越低；其他三项均是正向影响，其中谣言持续时间（YSJ）对于舆情风险影响程度最大（0.353），这表明，在公共卫生事件中，谣言持续时间越长，越容易出现舆情风险。

表4－25　　　　　　　　　　舆情风险回归结果（$R^2 = 0.468$）

	未标准化系数		标准化系数	t	显著性
	B	标准错误	Beta		
（常量）	1.27	0.388	—	3.274	0.001
FKGXL	−0.844	0.157	−0.47	−5.391	0

续表

	未标准化系数		标准化系数	t	显著性
	B	标准错误	Beta		
YSJ	0.178	0.037	0.353	4.734	0
WS	0.305	0.085	0.267	3.61	0
FKCS	0.361	0.101	0.298	3.568	0.001

　　个人极端行为风险与各影响因素的回归结果如表 4 – 26 所示，利用逐步回归方法，将回归模型中检验不显著的变量进行剔除，最终保留对因变量影响显著的指标。个人极端行为风险变量的回归模型拟合优度 R^2 = 0.439，这表明模型中保留的三个自变量法律意识（FL）、利益群体心理认知（XL）、防控资源情况（FKZY）可以解释 43.9% 的个人极端行为风险的变动。同时三个变量的 t 值绝对值都大于 1.96，表明三个自变量对于个人极端行为风险具有显著影响，且防控资源情况（FKZY）指标对个人极端行为风险存在显著的负向影响，这表明，在公共卫生事件中，防控资源越充足，个人极端行为风险出现的可能性越低；其他两项均是正向影响，其中法律意识（FL）对于个人极端行为风险影响程度最大（0.448），这表明，在公共卫生事件中，法律意识越差，越容易出现个人极端行为风险。

表 4 – 26　　　　　　　　　个人极端行为风险回归结果（ R^2 = 0.439）

	未标准化系数		标准化系数	t	显著性
	B	标准错误	Beta		
（常量）	0.958	0.215	—	4.463	0
FL	0.326	0.057	0.448	5.752	0
XL	0.135	0.041	0.255	3.283	0.001
FKZY	− 0.24	0.089	− 0.209	− 2.7	0.008

　　群体间冲突风险与各影响因素的回归结果如表 4 – 27 所示，利用逐步回归方法，将回归模型中检验不显著的变量进行剔除，最终保留对因

变量影响显著的指标。群体间冲突风险变量的回归模型拟合优度 $R^2 =$ 0.487，这表明模型中保留的两个自变量抗风险能力（KFX）和法律意识（FL）可以解释48.7%的群体间冲突风险的变动。同时两个变量的 t 值绝对值都大于1.96，表明两个自变量对于群体间冲突风险具有显著的正向影响，其中抗风险能力对于群体间冲突风险影响程度最大（0.441），这表明，在公共卫生事件中，抗风险能力越差，越容易出现群体间冲突风险。

表4-27 群体间冲突风险回归结果（$R^2 = 0.487$）

	未标准化系数		标准化系数	t	显著性
	B	标准错误	Beta		
（常量）	0.102	0.179	—	0.572	0.569
KFX	0.39	0.07	0.441	5.553	0
FL	0.384	0.088	0.348	4.386	0

救援本身的风险与各影响因素的回归结果如表4-28所示，利用逐步回归方法，将回归模型中检验不显著的变量进行剔除，最终保留对因变量影响显著的指标。救援本身的风险变量的回归模型拟合优度 $R^2 =$ 0.545，这表明模型中保留的两个自变量防控资源情况（FKZY）和文化道德水平（WH）可以解释54.5%的救援本身的风险的变动。同时两个变量的 t 值绝对值都大于1.96，表明两个自变量对于救援本身的风险具有显著的影响，其中防控资源情况（FKZY）指标对救援本身的风险存在显著的负向影响，这表明，在公共卫生事件中，防控资源越充足，救援本身的风险出现的可能性越低；文化道德水平（WH）对于救援本身的风险存在显著的正向影响，这表明，在公共卫生事件中，文化道德水平越低，越容易出现救援本身的风险。

表 4 – 28　　　　　　　救援本身的风险回归结果（R² = 0.545）

	未标准化系数		标准化系数	t	显著性
	B	标准错误	Beta		
（常量）	1.259	0.27	—	4.664	0
FKZY	-0.298	0.097	-0.281	-3.072	0.003
WH	0.194	0.08	0.223	2.435	0.017

应对方式本身风险与各影响因素的回归结果如表 4 – 29 所示，利用逐步回归方法，将回归模型中检验不显著的变量进行剔除，最终保留对因变量影响显著的指标。应对方式本身风险变量的回归模型拟合优度 R² = 0.563，这表明模型中保留的三个自变量主体公信力（KFGXL）、谣言持续时间（YSJ）、文化道德水平（WH）可以解释 56.3% 的应对方式本身风险的变动。同时三个变量的 t 值绝对值都大于 1.96，表明三个自变量对于应对方式本身风险具有显著影响，且主体公信力（KFGXL）指标对应对方式本身风险存在显著的负向影响，这表明，在公共卫生事件中，主体公信力越高，应对方式本身风险出现的可能性越低；其他两项均是正向影响，其中谣言持续时间（YSJ）对于应对方式本身风险影响程度最大（0.241），这表明，在公共卫生事件中，谣言持续时间越长，越容易出现应对方式本身风险。

表 4 – 29　　　　　　　应对方式本身风险回归结果（R² = 0.563）

	未标准化系数		标准化系数	t	显著性
	B	标准错误	Beta		
（常量）	1.786	0.372	—	4.798	0
FKGXL	-0.651	0.128	-0.416	-5.067	0
YSJ	0.106	0.036	0.241	2.92	0.004
WH	0.245	0.111	0.18	2.213	0.029

人际交往风险与各影响因素的回归结果如表 4 - 30 所示，利用逐步回归方法，将回归模型中检验不显著的变量进行剔除，最终保留对因变量影响显著的指标。人际交往风险变量的回归模型拟合优度 $R^2 =$ 0.435，这表明模型中保留的两个自变量法律意识（FL）和卫生健康水平（WS）可以解释43.5%的人际交往风险的变动。同时两个变量的 t 值绝对值都大于 1.96，表明两个自变量对于人际交往风险具有显著的正向影响。其中法律意识（FL）对于人际交往风险影响程度最大（0.375），这表明，在公共卫生事件中，法律意识越差，越容易出现人际交往风险。

表 4 - 30　　　　　　　人际交往风险回归结果（$R^2 = 0.435$）

	未标准化系数		标准化系数	t	显著性
	B	标准错误	Beta		
（常量）	0.211	0.208	—	1.016	0.312
FL	0.351	0.081	0.375	4.345	0
WS	0.235	0.077	0.264	3.057	0.003

社会稳定风险与各影响因素的回归结果如表 4 - 31 所示，利用逐步回归方法，将回归模型中检验不显著的变量进行剔除，最终保留对因变量影响显著的指标。社会稳定风险变量的回归模型拟合优度 $R^2 = 0.458$，这表明模型中保留的三个自变量利益群体心理认知（XL）、法律意识（FL）、抗风险能力（KFX）可以解释45.8%的社会稳定风险的变动。同时三个变量的 t 值绝对值都大于 1.96，表明三个自变量对于社会稳定风险具有显著的正向影响。其中法律意识（FL）对于社会稳定风险影响程度最大（0.305），这表明，在公共卫生事件中，法律意识越差，越容易出现社会稳定风险。

表4-31　　　　　社会稳定风险变量回归结果（$R^2 = 0.458$）

	未标准化系数		标准化系数	t	显著性
	B	标准错误	Beta		
（常量）	0.338	0.163	—	2.068	0.041
XL	0.188	0.062	0.266	3.012	0.003
FL	0.296	0.079	0.305	3.726	0
KFX	0.212	0.067	0.272	3.166	0.002

　　国际形象风险与各影响因素的回归结果如表4-32所示，利用逐步回归方法，将回归模型中检验不显著的变量进行剔除，最终保留对因变量影响显著的指标。国际形象风险变量的回归模型拟合优度 $R^2 = 0.407$，这表明模型中保留的两个自变量谣言持续时间（YSJ）和利益群体数量（QT）可以解释40.7%的国际形象风险的变动。同时两个变量的 t 值绝对值都大于1.96，表明两个自变量对于国际形象风险具有显著的正向影响。其中谣言持续时间（YSJ）对于国际形象风险影响程度最大（0.416），这表明，在公共卫生事件中，谣言持续时间越长，越容易出现国际形象风险。

表4-32　　　　　国际形象风险回归结果（$R^2 = 0.407$）

	未标准化系数		标准化系数	t	显著性
	B	标准错误	Beta		
（常量）	0.652	0.119	—	5.463	0
YSJ	0.104	0.022	0.416	4.748	0
QT	0.077	0.031	0.214	2.443	0.016

　　国际关系风险与各影响因素的回归结果如表4-33所示，利用逐步回归方法，将回归模型中检验不显著的变量进行剔除，最终保留对因变量影响显著的指标。国际关系风险变量的回归模型拟合优度 $R^2 = 0.381$，这表明模型中保留的两个自变量谣言持续时间（YSJ）和利益群体数量

（QT）可以解释 38.1% 的国际关系风险的变动。同时两个变量的 t 值绝对值都大于 1.96，表明两个自变量对于国际关系风险具有显著的正向影响。其中谣言持续时间（YSJ）对于国际关系风险影响程度最大（0.321），这表明，在公共卫生事件中，谣言持续时间越长，越容易出现国际关系风险。

表 4 - 33　　　　　　国际关系风险变量回归结果（$R^2 = 0.381$）

	未标准化系数		标准化系数	t	显著性
	B	标准错误	Beta		
（常量）	0.692	0.133	—	5.183	0
YSJ	0.086	0.024	0.321	3.509	0.001
QT	0.075	0.035	0.195	2.135	0.035

（二）具体指标对五大类衍生社会风险的回归分析

利用结构方程模型可以得到衍生社会风险各个指标的载荷系数，进而可以得到衍生社会风险各指标的权重，将 13 种衍生社会风险合成得到 5 大类（社会生理风险、社会心理风险、社会行为风险、社会应对风险与社会环境风险）。如对于社会生理风险（SL）包含生命健康风险（SL_1）与资源供需风险（SL_2），利用结构方程模型可以得到这两个指标的载荷系数 w_i，社会生理风险（SL）的数值可以由公式 4 - 1 计算得到。

$$SL = \frac{\sum_{i=1}^{n} W_i \, SL_i}{\sum_{i=1}^{n} W_i} \qquad\qquad 4 - 1$$

其他社会心理风险、社会行为风险、社会应对风险与社会环境风险的数值可以同样计算得到。分别将 5 大类衍生社会风险与 11 个影响指标进行回归分析，分析哪些具体指标对于衍生社会风险具有显著影响。

社会生理风险变量与各影响因素的回归结果如表 4 - 34 所示，利用逐步回归方法，将回归模型中检验不显著的变量进行剔除，最终保留对因变量影响显著的指标。社会生理风险变量的回归模型拟合优度 $R^2 =$ 0.552，这表明模型中保留的两个自变量防控资源（FKZY）与防控信息公开（FKGK）可以解释55.2%的社会生理风险的变动。同时两个变量的 t 值绝对值都大于 1.96，表明防控资源（FKZY）与信息公开程度（FKGK）对于社会生理风险具有显著负向影响，且防控资源（FKZY）指标对于社会生理风险的影响程度（ − 0.713）要高于信息公开程度（FKGK）的影响（ − 0.144）。

表 4 – 34 　　　　　　　　社会生理风险变量回归结果 （ $R^2 = 0.552$ ）

	未标准化系数		标准化系数	t	显著性
	B	标准错误	Beta		
（常量）	3.747	0.219	—	17.141	0
FKZY	− 0.977	0.09	− 0.713	− 10.8	0
FKGK	− 0.127	0.058	− 0.144	− 2.176	0.032

　　社会心理风险变量与各影响因素的回归结果如表 4 – 35 所示，利用逐步回归方法，将回归模型中检验不显著的变量进行剔除，最终保留对因变量影响显著的指标。社会心理风险变量的回归模型拟合优度 $R^2 = 0.547$，这表明模型中保留的五个自变量主体公信力（FKGXL）、卫生健康水平（WS）、谣言持续时间（YSJ）、防控措施（FKCS）、利益群体数量（QT）可以解释54.7%的社会心理风险的变动。同时五个变量的 t 值的绝对值都大于 1.96，表明防五个自变量对于社会心理风险具有显著影响，且主体公信力（FKGXL）指标对社会心理风险存在显著的负向影响，这表明，在公共卫生事件中，主体公信力越高，社会心理风险出现的可能性越低；其他四项均是正向影响，其中谣言持续时间（YSJ）对于社会心理风险影响程度最大（0.324），这表明，在公共卫生事件中，谣言持续时间越长，越容易出现社会心理风险。

表4-35　　　　　社会心理风险变量回归结果（$R^2 = 0.547$）

	未标准化系数		标准化系数	t	显著性
	B	标准错误	Beta		
（常量）	1.169	0.32	—	3.654	0
FKGXL	−0.676	0.117	−0.471	−5.779	0
WS	0.223	0.067	0.245	3.317	0.001
YSJ	0.13	0.028	0.324	4.634	0
FKCS	0.243	0.075	0.252	3.223	0.002
QT	0.132	0.043	0.23	3.051	0.003

　　社会行为风险变量与各影响因素的回归结果如表4-36所示，利用逐步回归方法，将回归模型中检验不显著的变量进行剔除，最终保留对因变量影响显著的指标。社会行为风险变量的回归模型拟合优度 $R^2 = 0.47$，这表明模型中保留的四个自变量法律意识（FL）、抗风险能力（KFX）、利益群体心理认知（XL）、防控资源情况（FKZY）可以解释47%的社会行为风险的变动。同时四个变量的 t 值的绝对值都大于1.96，表明四个自变量对于社会行为风险具有显著影响，且防控资源情况（FKZY）指标对社会行为风险存在显著的负向影响，这表明，在公共卫生事件中，防控资源越充足，社会行为风险出现的可能性越低；其他三项均是正向影响，其中法律意识（FL）对于社会行为风险影响程度最大（0.399），这表明，在公共卫生事件中，法律意识越差，越容易出现社会行为风险。

表4-36　　　　　社会行为风险变量回归结果（$R^2 = 0.470$）

	未标准化系数		标准化系数	t	显著性
	B	标准错误	Beta		
（常量）	0.656	0.253	—	2.597	0.011
FL	0.327	0.062	0.399	5.244	0
KFX	0.189	0.052	0.287	3.641	0
XL	0.11	0.049	0.184	2.262	0.026
FKZY	−0.206	0.099	−0.159	−2.091	0.039

社会应对风险变量与各影响因素的回归结果如表 4-37 所示，利用逐步回归方法，将回归模型中检验不显著的变量进行剔除，最终保留对因变量影响显著的指标。社会应对风险变量的回归模型拟合优度 $R^2 =$ 0.35，这表明模型中保留的三个自变量主体公信力（FKGXL）、文化道德水平（WH）、防控资源情况（FKZY）可以解释 35% 的社会应对风险的变动。同时三个变量的 t 值的绝对值都大于 1.96，表明三个自变量对于社会应对风险具有显著影响，且文化道德水平（WH）指标对社会应对风险存在显著的正向影响，这表明，在公共卫生事件中，文化道德水平越差，社会应对风险出现的可能性越大；其他两项均是负向影响，其中相较于防控资源情况（FKZY），主体公信力（FKGXL）对于社会应对风险的影响更大（-0.398），这表明，在公共卫生事件中，主体公信力越高，社会应对风险出现的可能性越低。

表 4-37　　　　社会应对风险变量回归结果（$R^2 = 0.350$）

	未标准化系数		标准化系数	t	显著性
	B	标准错误	Beta		
（常量）	1.993	0.302	—	6.596	0
FKGXL	-0.439	0.092	-0.398	-4.784	0
WH	0.227	0.078	0.236	2.909	0.004
FKZY	-0.247	0.096	-0.212	-2.574	0.011

　　社会环境风险变量与各影响因素的回归结果如表 4-38 所示，利用逐步回归方法，将回归模型中检验不显著的变量进行剔除，最终保留对因变量影响显著的指标。社会环境风险变量的回归模型拟合优度 $R^2 = 0.397$，这表明模型中保留的四个自变量谣言持续时间（YSJ）、卫生健康水平（WS）、法律意识（FL）、利益群体数量（QT）可以解释 39.7% 的社会环境风险的变动。同时四个变量的 t 值的绝对值都大于 1.96，表明四个自变量对于社会环境风险具有显著的正向影响，且谣言持续时间（YSJ）对于社会环境风险影响程度最大（0.339），这

表明，在公共卫生事件中，谣言持续时间越长，越容易出现社会环境风险。

表 4 - 38　　　　　社会环境风险变量回归结果（$R^2 = 0.397$）

	未标准化系数		标准化系数	t	显著性
	B	标准错误	Beta		
（常量）	0.417	0.121	—	3.442	0.001
YSJ	0.076	0.019	0.339	4.076	0
WS	0.111	0.044	0.216	2.542	0.013
FL	0.152	0.045	0.283	3.385	0.001
QT	0.064	0.027	0.199	2.36	0.02

第四节　研究结果分析与局限性

一　研究结果分析

（一）第一层级：三个变量对衍生社会风险的影响

1. 群体作用对社会生理、心理、行为和环境风险具有显著正向作用

首先，群体作用对社会生理风险具有显著的正向影响。这意味着事件涉及的利益群体数量越多，利益群体对政府的认知越负面，谣言持续时间越长，生命健康风险和资源供需风险也就越大。涉及的利益群体数量越多，如传染类事件中，病毒会通过已感染人群，继续向外传播，最初感染人群的基数越大，潜在被感染的群体面临的生命健康风险也就越大，随之而来的就是医疗物资、人力等资源供需的风险。

其次，群体作用对社会心理风险具有显著的正向影响。这意味着事件涉及的利益群体数量越多，利益群体对政府的认知越负面，谣言持续时间越长，信任风险、恐慌风险和舆情风险也就越大。一是通常情况下，群体对政府的负面认知越高，越容易出现不信任的情况，这就是"塔西佗陷阱"，即政府无论说的话是真是假，做的事情是好是坏，都容易遭到民众

的质疑和批评①，从而导致信任风险的升高；二是谣言持续时间越长，越容易激发负面情绪，如愤怒、沮丧、仇恨、痛苦、嫉妒，等等，② 而且谣言在群体中的传播极易形成群体性思维，法国社会心理学家勒庞指出，一个心理群体表现出来的最惊人的特点如下：构成这个群体的个人不管是谁，他们的生活方式、职业、性格或智力不管相同还是不同，他们变成了一个群体这个事实，便使他们获得了一种集体心理，这使他们的感情、思想和行为变得与他们单独一人时颇为不同。③ 谣言在群体中的传播，特别是带有恐慌性的谣言内容更容易引起群体范围内的集体恐慌，对此，美国的纳普（R. H. Knapp）最早对恐慌性谣言进行研究④，随后学者沃克（C. J. Walker）和布莱恩（B. Blaine）指出谣言的传播更具病毒性，容易使人陷入不理性状态，甚至可能造成精神损伤；⑤ 德克勒克（T. Declerck）、波特（M. J. Porter）和罗斯诺（R. L. Rosnow）等学者也都认为，相比其他类型的谣言，恐慌性谣言更容易被人们所分享，从而增加恐慌风险和舆情风险出现的可能。

再次，群体作用对社会行为风险具有显著的正向影响。这意味着事件涉及的利益群体数量越多，利益群体对政府的认知越负面，谣言持续时间越长，个体极端行为风险和群体间冲突风险也就越大。基于不同认知，受众对政府行为会形成不同的评价，而评价会继续影响情绪，一般情况下，正面的认知会形成正面的情绪和互惠行为，相反，则容易出现负面情绪和报复行为。在负面认知与评价的影响下，群体容易滋生不满情绪，一旦其寻找不到合适的发泄口，则容易导致风险能量积聚，使其从初期的语言发

---

① ［古罗马］普布里乌斯·克奈里乌斯·塔西佗：《历史》，王以涛等译，商务印书馆1987年版，第7页。

② 常健、金瑞：《论公共冲突过程中谣言的作用、传播与防控》，《天津社会科学》2010年第6期，第66页。

③ ［法］勒庞：《乌合之众——大众心理研究》，冯克利译，中央编译出版社2004年版，第14页。

④ Knapp R. H. , "A Psychology of Rumor", *Public Opinion Quarterly*, 1944, 8（01）: 22 – 37.

⑤ Walker C. J. , Blaine B. , "The Virulence of Dread Rumors: A Field Experiment", *Language & Communication*, 1991, 11（04）: 291 – 297.

泄上升至肢体行为发泄的可能，增加诱发"后发危机"的可能性，[1] 由此进一步增加个体极端行为或者群体间冲突风险的可能。

最后，群体作用对社会环境风险具有显著的正向影响。这意味着事件涉及的利益群体数量越多，利益群体对政府的认知越负面，谣言持续时间越长，人际交往风险、社会稳定风险、国际关系风险和国际形象风险也就越大。以传染病类事件为例，事件所涉及的利益群体数量越多，为了阻断病毒传播，面对面的接触式的人际交往会受到一定程度的限制，如果群体对政府的认知负面的话，会如上所说增加恐慌风险和舆情风险，也会进一步导致社会稳定风险。特别是在信息传播如此迅速的背景下，负面评价经过网络的传播、发酵，也可能会对国际关系和国际形象产生一定的影响。如"三鹿奶粉"事件，在当时来说，不仅对于企业本身，甚至对我国的奶制品行业都产生了一定的负面影响。

此外，结果显示，群体作用对于社会应对风险的正向影响不显著。这意味着利益群体数量，利益群体对政府的认知，谣言持续时间对救援本身风险和应对方式本身产生的风险没有显著的影响。这可能是由于事件中所涉及的利益群体，主要是指和事件直接相关的、利益关系大的那些人群，如传染病就是整个事件当中感染的人数，动物疫情就是直接涉及的养殖户，食物和化学中毒就是直接中毒的人数，不明原因和其他当中也是选择的最直接相关和受害的群体。这主要考虑的是受众，而救援本身的风险大都来源于救援主体的意识、救援装备、救援程序等是否恰当，包括应对方式本身产生的风险也是同样道理，主要取决于应对主体的意识、方式的选择等，而受到利益群体、认知等的影响较小。

2. 承险系统脆弱性对社会心理、行为、应对和环境风险具有显著的正向作用

首先，承险系统脆弱性对社会心理风险具有显著的正向影响。这意味着事件中涉及的大环境（或是相关利益群体情况），包括法律意识、

---

[1]　张春颜、阎耀军：《重大灾害引发"后发危机"的生成机理与防控策略研究——基于典型案例的对比分析》，《上海行政学院学报》2016 年第 6 期，第 92—93 页。

卫生健康水平、抗风险能力越差，信任风险、恐慌风险和舆情风险也就越大。同上所述，法律意识、卫生健康水平、抗风险能力差，会增加生命健康风险出现的可能，当民众的生命健康受到威胁的时候，相应地会带来恐慌风险；如果文化道德水平差，同上所述，受众相对来说难以理解事件的严重性，或是事件相关的专业性知识，隔着一层"无知之幕"，出于自我保护的本能，人们总是倾向于相信坏消息，从而提升信任风险、恐慌风险和舆情风险出现的可能性。

其次，承险系统脆弱性对社会行为风险具有显著的正向影响。这意味着事件中涉及的大环境（或是相关利益群体情况），包括法律意识、卫生健康水平、抗风险能力、文化道德水平越差，个体极端行为风险和群体间冲突风险也就越大。如果法律意识和文化道德的水平差，在一定程度上影响着个体对问题的认知，容易形成认知偏差，在公共卫生事件发生后，加上整个系统的抗风险能力和卫生健康水平差的话，会大大增加负面情绪出现的可能，进而增加负面行为出现的可能，这种行为有可能是极端个体行为，也有可能演变为群体间的冲突行为。

再次，承险系统脆弱性对社会应对风险具有显著的正向影响。这意味着事件中涉及的大环境（或是相关利益群体情况），包括法律意识、卫生健康水平、抗风险能力、文化道德水平越差，救援本身的风险、应对方式本身产生的风险也就越大。整个系统中法律意识、文化道德水平差的话，从受众一方来说，其可能对于主体所采取的防控举措有不认可、不配合的情况，从而增加了防控过程中出现冲突的可能，从主体一方来说，法律意识和文化道德水平差的话，其选择的防控措施如若不当，很容易由于应对本身而产生新的风险，也就是说控制本身就是风险，就像艾瓦尔德所说："任何事情本身都不是风险，世界上也本无风险。但是在另一方面，任何事情都能成为风险，这依赖于人们分析危险，思考事件的方式。"[1] 而对于救援本身的风险也是如此，卫生健康水平、抗风险能力

---

[1] 杨雪冬：《全球化风险社会与复合治理》，《马克思主义与现实》2004 年第 4 期，第 61—77 页。

差的话，救援过程中出现风险的可能性就会升高。

最后，承险系统脆弱性对社会环境风险具有显著的正向影响。这意味着事件中涉及的大环境（或是相关利益群体情况），包括法律意识、卫生健康水平、抗风险能力、文化道德水平越差，人际交往风险、社会稳定风险、国际关系风险和国际形象风险也就越大。以传染病类事件为例，法律意识、卫生健康水平、文化道德水平差的话，由于个体未按照事件应急防控的相关要求来做，在出现相关感染特征的时候未及时隔离、上报，这就在人际交往的过程中增加了他人被感染的风险，随着数量的增加，生命健康风险和恐慌风险出现的可能性也会增加，正常的人际交往活动受到限制，这些都增加了社会不稳定因素出现的可能。而在公共卫生事件下，承险系统的抗风险能力如若不行，将会导致事件的持续扩大与发酵，加之公共卫生事件特别是传染类事件影响范围的特殊性，则可能会增加国际关系和形象方面的风险。

此外，结果显示，承险系统脆弱性对于社会生理风险的正向影响不显著。这是由于社会生理风险主要包括生命健康风险和资源供需风险两种，一方面，对于生命健康风险而言，影响比较显著的因素是防控资源和利益群体数量（由表 4 - 21 可知）；另一方面，对于资源供需风险而言，影响比较显著的因素是防控资源和谣言持续时间（由表 4 - 22 可知）。而防控资源情况属于风险防控潜变量，利益群体数量和谣言持续时间属于群体作用潜变量，由此可以得出，对社会生理风险的影响主要来自于群体作用方面和风险防控方面，至于承险系统脆弱性方面，从常识上来看也应该存在一定的影响，只是与另外两个变量相比，没有那么显著。

3. 风险防控对社会生理、心理、行为和应对风险具有显著的负向作用

正所谓"防为上，救次之，戒为下"，风险防控方面做的恰当与否，对衍生社会风险具有更为直接的影响作用。具体来看，风险防控对社会生理风险具有显著的负向影响。这意味着事件中防控资源情况、防控措施、信息公开程度、主体公信力越高，生命健康风险和资源供需风险也就越低。一般情况下，风险防控资源越充足，防控措施采取得越充分，

对突发公共卫生事件的处理也就越及时，事件出现扩大和升级的情况越少，在此情况下生命健康风险和资源供需风险出现的可能性也会随之降低。

同样，在社会心理风险方面也是如此，信息公开程度越高，主体公信力越高等，信任风险、恐慌风险和舆情风险出现的可能性也就越低。这可能是因为，舆情风险的形成大都与官方信息供给不足，小道消息（谣言）横行有关，或者官方信息供给了，但是民众不相信。在主体公信力高，信息供给充足的情况下，舆情风险和信任风险就很低，由此恐慌风险出现的可能性也会降低；在社会行为风险方面，防控主体采取的风险防控措施越到位，越不容易诱发各种个体极端行为和群体间冲突行为风险；在社会应对风险方面也是同样道理，风险防控做得好，救援风险和由于应对方式不当产生新风险的可能性也会有所降低。

此外，结果显示，风险防控对于社会环境风险的负向影响不显著。这意味着从数据上来看，事件中防控资源情况、防控措施、信息公开程度、主体公信力对人际交往风险、社会稳定风险、国际关系和国际形象风险的影响关系不确定，可能是正相关也可能是负相关。在风险防控措施做得到位的情况下，相较于以往的人际交往活动，在防疫背景下的交往活动必然会受到一定的限制，面对面的、接触式的活动都可能受到影响，从而有可能使得人际交往的风险提升，因此二者之间有可能存在正相关关系。另一种情况是风险防控到位，民众的安全感提升，但是对于风险的感知情况弱化，就有可能放松警惕，恢复或是增多人际交往的活动，人际交往活动不受限制，此类情况下二者之间就是负相关关系。案例中可能两种情况都存在，结果互相影响，就可能出现不太显著的结果；而社会稳定、国际关系和国家形象风险方面的出现，其诱因应该是复杂多方面的，风险防控只是其中之一，加之样本数量的局限性等因素，所以并未显现出显著的影响。

（二）第二层级：具体指标对衍生社会风险的影响

通过具体指标对 13 种衍生社会风险的回归分析，可以得出每种风险的显著影响因素，如图 4 - 7 所示。

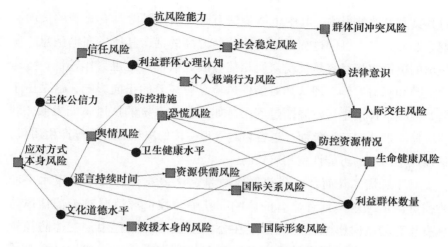

图 4-7 具体指标对 13 种衍生社会风险的影响情况

对于生命健康风险而言，利益群体数量和防控资源情况对其具有显著的影响。其中利益群体数量对生命健康风险具有显著的正向影响，这是由于公共卫生事件的特殊性，其事件类型多涉及传染类、食物（职业）中毒类都是集群爆发的，所涉及的利益群体数量越大，其扩散的范围越广，生命健康风险也就越大；防控资源情况对于生命健康风险具有显著的负向影响，这是由于防控资源充足，比如药品、救护人员、医疗设备等医疗物资充足的话，就可以及时地对被传染者、中毒者进行救治，这样生命健康风险也就越小。

对于资源供需风险而言，防控资源情况和谣言持续时间对其具有显著的影响。其中防控资源情况对于资源供需风险具有显著的负向影响，这是由于防控资源越充足，如药品、食品、医疗设备等物资充足的话，出现资源供需风险的可能性就很低；谣言持续时间对资源供需风险具有显著的正向影响，这是由于公共卫生事件发生、发展的过程中，如果谣言横行且持续时间长的话，很容易引起受众的物品哄抢行为，如多起公共卫生事件中都出现了抢盐、抢板蓝根、抢口罩的行为，短时间内的群体性哄抢很容易导致局部资源短缺，出现资源供需风险。

对于信任风险而言，主体公信力、抗风险能力和利益群体心理认知对其具有显著的影响。其中主体公信力对于信任风险具有显著的负向影响，在公共卫生事件过程中，主体公信力高的话，其所发布的信息、所做出的决策都相对容易被受众所相信，因此信任风险也会比较低；抗风险能力和利益群体心理认知对信任风险具有显著的正向影响，这是由于公共卫生事件发生、发展的过程中，如果整个系统的抗风险能力低，利益群体心理认知较为负面，越容易对管理主体的决策、行为等产生质疑，信任风险出现的可能性就相对较高。

对于恐慌风险而言，利益群体数量、法律意识、卫生健康水平和防控资源情况对其具有显著的影响。其中防控资源情况对于信任风险具有显著的负向影响，这是由于在公共卫生事件过程中，主体防控资源越充足，受众越不容易恐慌，比如在传染类事件中，如果受众被传染后可以得到及时的救治，恐慌风险出现的可能性就比较低；而利益群体数量、法律意识、卫生健康水平对恐慌风险具有显著的正向影响，这是由于公共卫生事件所涉及的利益群体越多，法律意识越差，卫生健康水平越低，受众越容易恐慌，如在传染类事件中，卫生健康水平低就给病毒传播提供了条件，而法律意识差则可能会使不遵守防疫规定的行为增加，从而加剧事件防控的难度，促使事件出现升级、扩散的情况，进而加重恐慌风险的出现。

对于舆情风险而言，主体公信力、谣言持续时间、卫生健康水平和防控措施对其具有显著的影响。其中主体公信力对于舆情风险具有显著的负向影响，这是由于在公共卫生事件过程中，主体如果公信力比较高，在其公布信息或是辟谣时，信息为民众所相信的程度就高，谣言传播的可能性就会低很多，由此舆情风险出现的可能性就低；而谣言持续时间对舆情风险的正向影响最大，谣言持续得越久，发酵得越久，所涉及的群体范围就会越广，成为舆情风险的可能性也就越大。

对于个人极端行为风险而言，法律意识、利益群体心理认知、防控资源情况对其具有显著的影响。其中防控资源情况对于个人极端行为风险具有显著的负向影响，这是由于在公共卫生事件过程中，如果防控资源充足，受众的相关需求越容易被满足，从而产生不满情绪或者极端行为风险的可能性就低；但是法律意识对个人极端行为风险的正向影响最大，法律意识越薄弱，个人极端行为风险出现的概率就越大。

对于群体间冲突风险而言，抗风险能力与法律意识对其具有显著的正向影响。特别是抗风险能力，如果整个社会系统的抗风险能力弱，遇到突发公共卫生事件的时候，群体间冲突风险出现的可能性就比较高。

对于救援本身的风险而言，防控资源情况、文化道德水平对其具有显著的影响。其中防控资源情况对于救援本身的风险具有显著的负向影响，如在传染类事件中，医护人员的相关物资，包括口罩、防护服等物资充足的话，就可以相对比较好地保护自己，降低在救援过程中被感染的概率，救援本身的风险就会降低；而文化道德水平对于救援本身的风险具有显著的正向影响，这是由于文化道德水平低的话，受众对于救援行为不一定理解和配合，甚至出现由于受众的行为不当，导致救援主体陷入危险之中的情况，从而提高救援本身的风险。

对于应对方式本身风险而言，主体公信力、谣言持续时间、文化道德水平对其具有显著的影响。其中主体公信力对于应对方式本身风险具有显著的负向影响，在公共卫生事件发展过程中，主体公信力高的话，其所做出的决策、采取的措施就相对容易被受众所接受和认可，由此所可能导致的应对方式本身出现风险的可能性就会降低；而谣言持续时间对于应对方式本身风险具有显著的正向影响，这是由于谣言会影响受众的认知和判断，谣言持续时间越长，这种影响越大，在各种各样谣言特别是负面谣言的影响下，受众对于管理者所做出的应对行为可能产生不理解，甚至抗拒的行为，从而增加了应对方式本身风险出现的可能。

对于人际交往风险而言，法律意识和卫生健康水平对其具有显著的正向影响。如在传染类事件中，相关利益群体的法律意识越差，越不容易遵守相关的防控规则，就越容易使得事件升级、扩散，加上卫生健康水平差的环境，就更加剧了事件的处理难度，隔离防护的时间越长，人际交往风险出现的可能性越大。

对于社会稳定风险而言，利益群体心理认知、法律意识和抗风险能力对其具有显著的正向影响。其中法律意识的影响最大，如果利益群体的法律意识差，就更不容易遵守管理者的相关防护政策，在传染类事件中，如果出现被感染者不配合、不上报的情况就很容易使得事态向负面发展，很容易人心惶惶，不利于社会的稳定。

对于国际形象和国际关系风险而言，谣言持续时间和利益群体数量对其具有显著的正向影响。其中谣言持续时间的影响最大，谣言持续时间越长，影响范围越广，越容易导致受众的情绪向负面发展，如若此时应对主体未能及时地辟谣和对问题进行解决的话，对于国际形象和国际关系也有一定的显著影响。

二　研究局限性

本书研究的局限性主要表现在以下三个方面：

第一，公共卫生事件的案例分析过程还需要更为深入、细致地描述和分析。由于各种条件的限制，本书的案例多为广为人知的公共卫生事件，对整个事件的把握和认知也主要来自期刊、报纸、网络等已有的研究资料，鲜少能作为受众或是作为应对者实际参与到事件的发展过程中去，加之事件的敏感性，有些公共卫生事件实难以了解整个事件过程。因此，对于事件的把握可能在某些层面上有所偏差。

第二，公共卫生事件多维情景空间演化模型还有继续拓展研究范围的空间。本书主要从衍生社会风险的视角切入，研究公共卫生事件的发生、发展过程，将焦点着眼于衍生社会风险本身，主要剖析的过程也是从事件发生到衍生社会风险的出现这一阶段，对于衍生社会风险是否会进一步扩散、演化成为危机，尚未纳入研究的考量之中，但这也是后续研究需要补足的地方。

第三，本研究的样本量相对偏小，限于案例数据的局限性，也可能会使结果有所偏差。在今后的研究中可以适当增加样本量，提高样本数据的代表性、准确性和客观性。也可以拓展其他突发事件作为研究对象，在已有模型的基础上进行修正，进一步调整、拓宽理论模型的适用范围。

　　第四，由于不同类型的公共卫生事件所诱发的衍生社会风险会有所不同，但是由于案例数量的限制，未能深入、细致地针对不同类型事件下衍生社会风险的影响因素进行分析，后期随着案例样本的增加，会做进一步区分，以便获得更具针对性的研究结果。

第五章　衍生社会风险防控的相关策略

　　大规模突发公共卫生事件的爆发，无论对于国家管理部门而言，还是社会大众来说，都是一次大考，各个领域、部门、组织、个体的风险防控能力强弱直接决定着事件的演化状态，或是防控得力使各项衍生社会风险得以消解，或是防控缺位、错位使其最终演化为危机。正所谓"防为上，救次之，戒为下"，如若决策者能够及时识别各类衍生社会风险，并准确选择有效的防控策略将能大大降低风险转化为危机的可能性。

第一节　基于风险感知·防控资源
二维框架的策略类型

　　大规模突发公共卫生事件本身及其应对，都有可能导致衍生社会风险的出现，由于突发公共卫生事件所可能诱发的衍生社会风险是多种多样的，采取分条罗列式的措施建议未免挂一漏万。本节首先通过提取关键性指标，以二维划分的形式明确防控策略的具体类型，主要是从风险感知和防控资源两个维度对衍生社会风险防控策略进行类型上的划分；然后探讨决策者选择策略时的考量因素，一是基于简单因素，即风险感知和防控资源的高低情况，进行一般的方向性策略选择，二是深入剖析风险感知和防控资源下面的二级指标因素，探讨决策者如何根据复杂因素组合进行实际的策略选择与转换。

一　策略类型划分

依据多维情景空间分析结果（如图3-3所示），衍生社会风险防控包括风险感知、防控主体、防控资源情况、防控措施、信息公开程度和主体公信力六个方面。其中，信息公开程度和主体公信力属于防控策略实施效果的影响因素范畴，防控主体是策略选择的实施者，防控措施是各种更为具体的举措，如稳定物价、建立心理疏导机制、复工复产等，相较于策略而言范围更小，而风险感知和防控资源情况则属于防控策略选择的影响因素范畴。而且通过继续研读案例可以发现，防控主体选择何种方向性指导的防控策略有其自身的考量因素。结合已有学者观点发现，在做与风险相关的决策选择时，卡内姆（Kahneman）和特韦尔斯基（Tversky）的前景理论认为对风险发生的客观概率的主观判断是重要的影响因素[1]；吴江认为对事态严峻性的判断、可用资源的有限性、效果的不可预期性等是影响选择的重要因素[2]；吴群红认为已有应对措施、风险发生可能性、风险可能带来后果的严重性、风险影响程度、主体脆弱性等是重要影响因素[3]；博尔扎诺（Botzen）等利用荷兰微观数据发现个体对事项的风险感知越强，越愿意采取措施来规避风险[4]；等等。这些观点中主观判断、严峻性、可能性的判断等都可归入风险感知的范畴，此为维度之一；而观点中可用资源的有限性等相关描述都属于防控资源的范畴，此为维度之二。假设在理性状态下，风险感知决定的是主体想不想，是可能性的问题，而防控资源情况决定的是主体能不能，是条件性的问题。

① Tversky A. , Kahneman D. , "Prospect Theory: An Analysis of Decision Under Risk", *Econometrica*, Vol. 47, No. 2, 1979, pp. 263-291.
② 吴江：《风险防范与应急管理》，党建读物出版社2011年版，第162页。
③ 吴群红、康正、焦明丽：《突发事件公共卫生风险评估理论与技术指南》，人民出版社2014年版。
④ Botzen, W. J. W. , J. C. J. H. Aerts and J. C. J. M. van den Bergh, "Willingness of Homeowners to Mitigate Climate Risk through Insurance", *Ecological Economics*, Vol. 68, No. 8-9, 2009, pp. 2265-2277.

依据风险感知和防控资源情况，将风险的防控策略划分为全面严控型、常态管理型、自由放任型和重点布防型四类（如图 5 - 1 所示）。

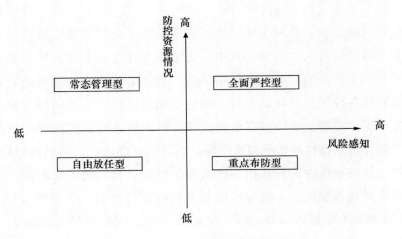

图 5 - 1　风险防控策略

横向维度为风险感知，不同决策主体对风险的认知和判断并不一定完全一致，因为风险本身就是被主观建构出来的，[①] 而这种建构就有赖于对各种信息的转译、加工过程。一般来说，风险感知包含两层含义：一是对危险的感觉与认知，二是危险发生不确定性和出现几率[②]。对于风险感知来源维度的研究，有斯洛维奇（Slovic）[③]的风险感知模型；刘金平[④]、谢晓非[⑤]等学者的"五因素模型"（即风险的可见性、可怕性、可能性、严重性和可控性）；朱正威[⑥]关于个体风险感知的研究提出了熟

①　Douglas M. , Wildavsky A. , *Risk and Culture*: *An Essay on the Selection of Technological and Environmental Dangers*, University of California Press, Berkeley, 1983.

②　李艳、严艳、负欣：《赴西藏旅游风险感知研究——基于风险放大效应理论模型》，《地域研究与开发》2014 年第 3 期，第 97—101 页。

③　Slovic P. , "Perception of Risk", *Science*, Vol. 236, No. 4799, 1987, pp. 280 - 285.

④　刘金平、黄宏强、周广亚：《城市居民风险认知结构研究》，《心理科学》2006 年第 6 期，第 1439—1441、1459 页。

⑤　谢晓非、徐联仓：《民众风险认知调查》，《心理科学》2002 年第 6 期，第 723—724 页。

⑥　朱正威、王琼、吕书鹏：《多元主体风险感知与社会冲突差异性研究——基于 Z 核电项目的实证考察》，《公共管理学报》2016 年第 2 期，第 101 页。

悉性、未知性、危害性、严重性、影响范围、致命性、毁灭性、可控性、自愿性9个指标。综合已有学者观点和案例分析结果，本节选取可知性、可怕性、可能性和可控性四个主要维度作为决策者风险感知的主要来源。可知性是指主体是否清楚将来可能发生什么风险；可怕性是指风险发生后的影响范围、严重性程度以及主体恐惧程度；可能性是主体对风险在多大程度上可能发生的判断；可控性是指风险如果发生是否可以控制在一定范围内。

纵向维度为防控资源情况，包括应对衍生社会风险所需的防控资源储备情况以及扩充潜力。资源的现有储备充足与否仅仅是针对当时的情况，但是无论是公共卫生事件，还是伴随其中的衍生社会风险都是不断发展的，所以资源的扩充潜力情况也直接影响了决策主体对防控策略的选择，如若不考虑防控资源情况，则很可能出现资源的供给无法满足所选策略的困境。

二　基于简单因素考量的方向性策略选择

基于风险感知的高低情况，以及风险防控资源储备与扩充潜力充足与否的判断，决策者可以从四种防控策略中进行选择。一般来说：(1)决策主体风险感知高，防控资源充足的情况下可以采取全面严控型策略，当衍生社会风险处于潜在阶段时，通过多领域、全方位措施的采用对风险诱因进行消解，当风险聚集、扩散，逐渐进入显现状态后，则重视及时切断风险扩散的渠道，而当风险转化为危机后，则需要用更为直接的危机管理方式进行解决；(2)决策主体风险感知低，防控资源充足的情况可以采用常态管理型策略，这一时期决策者感受不到太多衍生社会风险及其带来的威胁，但是防控资源充足，可以针对当下公共卫生事件的发生发展情况进行常态化的管理与防控；(3)决策者风险感知低，防控资源不充足的情况可以采用自由放任型策略，在感受不到太强衍生社会风险的威胁，防控资源又不充足的"既无心也无力"情况下，顺其自然的放任型策略是其无奈之选；(4)决策者风险感知强，防控资源不充足的情况下可以采用重点布防型策略，这一时期决策者感受到衍生社会风险的可能性威胁，但是资源不足，只能进行重点领域、事项的布防、布控。

三 基于复杂组合考量的实际策略选择与转换

在实际应对衍生社会风险的过程中，决策者面临的情况是复杂多样的，以上四类仅仅是方向性的参考，具体到风险感知的四个维度、防控资源的两个维度而言，其有时候高低组合并不统一（如表5－1所示）。例如，以可知性高—可怕性高—可能性低—可控性高，储备充足，扩充潜力充足情况来看，此种感知情况下决策者知道将会发生什么风险，而且严重性很强，但是由于发生的可能性低，可控性高，而且可以依托的防控资源充足，大多数情况下，决策者可能优先采取重点布防或是常态管理策略，此种选择是决策者对比风险防控成本与收益的理性选择。表5－1列出的就是部分因素组合情况下，决策者可优先选择的防控策略。

而且在整个的决策过程中，决策者风险感知的结果也不一定就和实际的风险情况相吻合，决策者也是人，会因自身的个体利益或所在的群体性利益而故意放大或缩小风险感知，[1] 因而不可避免地会受到个体的主观价值偏好与风险偏好[2]的影响。个体主观价值偏好是指主体在选择策略时候优先考虑的目标排序，如生命健康、行动自由、企业生存、社会秩序等何为第一位？如在传染病事件应对过程中，如果将生命健康权放在第一位，为了切断传播途径，防止传染扩散，特别是在初期则可能会采取相对严格的全面严控策略，如封城、停工、停业等具体措施，如果将行动自由放在第一位，则可能采取自由放任策略；而风险偏好是指决策者倾向于过高、过低还是中立地判断风险，卡内姆和特韦尔斯基[3]的"框架效应"（frame effect）提出，面对相同绩效的不同表征形式，决策者会产生不同的风险偏好选择，甚至做出相反的选择。如情绪就会对其产生影响，与消极情绪相

① J. Urquhart, C. Potter, "The Social Amplification of Risk and Tree Pests and Diseases: Key Expert Risk Perceptions and Attributions of Public Concern", *Risk Analysis*, No. 15, 2011, p. 105.

② 常健、付丽媛：《应对突发公共卫生未知风险的"预防型"权变决策模式研究》，《天津社会科学》2021年第3期，第66、68页。

③ Kahneman D., Tversky A., "Prospect Theory: An Analysis of Decision under Risk", *Econometrica: Journal of the Econometric Society*, 1979, pp. 263－291.

比，在积极情绪下人们的决策更加偏向理性判断风险，反之则更加偏向于低估风险，恐惧情绪会增加人们对于风险的感知，从而过高估计风险，而愤怒情绪则让人倾向于低估风险①，等等，总之，过高判断风险的主体更愿意采取严控型，反之则可能采取自由放任型。

表 5 - 1　　基于风险感知和防控资源具体指标的策略优先选择参考

防控资源 风险感知	储备充足，扩充潜力充足	储备充足，扩充潜力不充足	储备不充足，扩充潜力充足	储备不充足，扩充潜力不充足
可知性高—可怕性高—可能性高—可控性高	全面严控	全面严控；重点布防	重点布防；全面严控	重点布防
可知性高—可怕性高—可能性高—可控性低	常态管理；重点布防	常态管理；重点布防	重点布防；常态管理	重点布防
可知性高—可怕性高—可能性低—可控性高	重点布防；常态管理	常态管理	重点布防	自由放任；重点布防
……				
可怕性高—可知性低—可能性低—可控性高	全面严控；重点布防	全面严控；重点布防	重点布防；全面严控	重点布防
可怕性高—可知性低—可能性低—可控性低	全面严控	全面严控；重点布防	重点布防；全面严控	重点布防
……				
可能性高—可知性高—可怕性低—可控性低	重点布防；全面严控	全面严控；重点布防	重点布防；全面严控	自由放任；重点布防
可能性高—可知性高—可怕性低—可控性高	常态管理；重点布防	常态管理	重点布防	自由放任
……				
可控性高—可知性高—可怕性低—可能性低	常态管理	常态管理；自由放任	自由放任；常态管理	自由放任

注：不同维度高低间的组合较多，此表仅列出部分策略优先选择作为参考，目的在于展现选择原则与过程。

---

① 林春婷、蒋柯：《风险决策中框架效应研究的最新趋势》，《心理研究》2019 年第 4 期，第 334—339 页。

需要注意的是，风险防控策略的选择不是一成不变的，它是随着风险发展阶段的变化而变化，交互使用的。衍生社会风险的不同发展阶段，策略选择也不一样，通过梳理案例发现，为了避免后期风险的积聚与扩散，初期的策略选择可以适当从严，有利于风险诱因的消解。在初期由于很多风险还处于潜在，或者不明显的状态，主体察觉到威胁的程度较低，在无法获取有关风险的确定信息时，适合采用适度从紧的防控策略，这与法学界提到的"风险预防原则"相适应，它强调当存在不同的风险预测时，应当基于最严重损失来选择策略，全面严控可能被优先考虑，而中期则适合根据实际情况实时调整，分级分地方来看，有些轻度风险地区可以采取常态管理策略，后期可以针对局部范围精准施策，采取重点防控策略①。风险收益的高低不仅仅取决于某一个阶段、某一种风险防控策略，更多的是依赖于整个风险管理过程，能否以最小的防控成本换取最大的安全与稳定。

第二节 基于源·流·果的三阶段策略分析

一 衍生社会风险扩散过程中的问题

通过上文第三章对大规模突发公共卫生事件衍生社会风险的诱发因素与风险扩散路径的分析，在参考已有学者研究的基础上，结合研究主题，本文构建了大规模突发公共卫生事件衍生社会风险的扩散流程图（如图 5 - 2 所示）。图中描述了从风险源头—风险的动态流动扩散—风险后果的风险扩散全过程，具体来讲，即在风险源的诱发刺激下衍生社会风险得以产生，加之风险防控失当的触发，使得衍生社会风险不断扩散，形成多条动态风险流。在这一过程中衍生社会风险持续发酵扩散，风险叠加强化突破一定的风险阈值后，将会带来各种社会负面效应的风险后果。以此为逻辑框架，下面分析源、流、果三个阶段中所存在的问题，并提出针对性的防控策略。

---

① 常健、付丽媛：《应对突发公共卫生未知风险的"预防型"权变决策模式研究》，《天津社会科学》2021 年第 3 期，第 66—68 页。

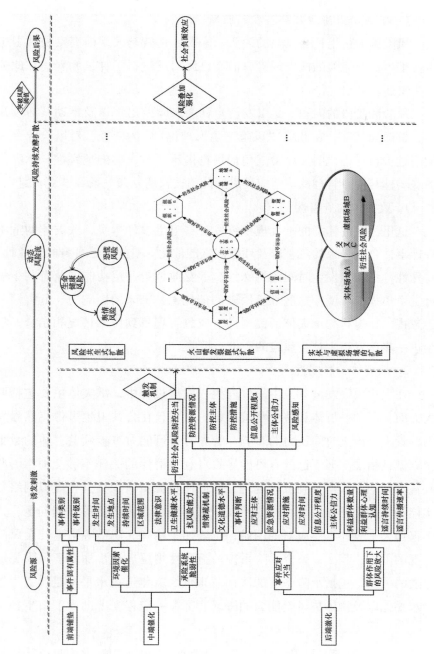

图 5 - 2 大规模突发公共卫生事件衍生社会风险的扩散全过程

（一）风险源阶段及其存在的问题

风险源即衍生社会风险的源头、来源，也就是大规模突发公共卫生事件衍生社会风险的诱发因素，前文已经对此进行了详细阐释，在此就不多赘述。

风险源阶段的问题，是引发衍生社会风险的出现以及推动其后续流动、扩散的基础。在此以"风险三角形理论"① 为依托，对风险源存在的问题进行详细说明。风险三角形理论揭示了致灾体的危害性、承灾体的脆弱性与应急管理的不适应性之间此消彼长的复杂关系。

1. 致灾体的危害性

这里的致灾体指的是大规模突发公共卫生事件本身，致灾体的危害性即事件自身带来的危害以及环境因素的催化。事件由于自身的专业性、特殊性，再加上发生时间的特殊性、事发地承担一定功能以及有利于病毒滋生传播的环境等这些环境因素的催化，其带来的影响力、危害性不容忽视。如果再与承灾体的脆弱性、应急管理不到位的情况相结合，将会进一步诱发衍生社会风险的产生、扩散。

2. 承灾体的脆弱性

在大规模突发公共卫生事件发生、发展过程中，承灾体主要包括两大方面，即利益群体和整个承险系统。首先，在公共卫生事件突然爆发的背景下，由于时间压力的影响，管理者有可能对直接利益群体的数量很难做到精准把握，这就有可能导致对利益群体的关注不够全面，一些利益群体的诉求得不到及时处理，从而使负面情绪积聚，在虚拟网络与实体场域的交互作用下，可能引发情绪不满、谣言传播等系列问题，这不仅加大了事件本身应对的困难，也增加了信任、舆情等衍生社会风险出现的可能；其次，整个承险系统的脆弱性则更进一步加剧了风险叠加爆发的可能，包括承险系统的法律意识低、文化道德水平不足、卫生健康水平低以及整体抗风险能力的匮乏，都在一定程度上助推了衍生社会

---

① 贾楠、陈永强、郭旦怀、刘奕：《社区风险防范的三角形模型构建及应用》，《系统工程理论与实践》2019 年第 11 期，第 2855—2862 页。

风险的产生以及向更大领域扩散的可能。

3. 应急管理的不适应性

相较于其他突发事件而言，大规模突发公共卫生事件的应对难度更高，时间压力更大，应急管理的效果直接决定着事件及其后续风险的走向。此时，如若出现主体决策失误、部门协同不当、应急资源分配不当、具体应对措施不当等问题，再加之信息公开程度不够或公信力低等问题，都会增加应急状态下管理的不适应性，这种不适应会直接作用于公共卫生事件的处理效果，加剧事件发展升级的同时也会带来一系列风险。

综上所述，就大规模突发公共卫生事件的发生而言，其本身的危害性、群体和承险系统的脆弱性以及紧急状态下应急管理的不适应性，共同担负了风险源的诱发角色，导致了各类衍生社会风险的出现，为动态风险流阶段衍生社会风险的扩散、叠加埋下种子。

（二）动态风险流阶段及存在的问题

风险流是可以在风险社会系统中不断蔓延扩散，并发生量变和质变的流动性风险能量[1]。大规模突发公共卫生事件衍生社会风险的动态风险流即风险的扩散，在风险源的诱发刺激下，衍生社会风险出现，在风险防控失当这一触发机制的作用下，衍生社会风险继续扩散，其路径有风险共生式扩散、火山喷发裂隙式扩散、实体与虚拟场域的交互式扩散，从而形成多形态动态风险流。

通过前文对大规模突发公共卫生事件衍生社会风险的扩散类型及实例的分析，可以发现动态风险流这一环节，风险防控方面的问题主要包括风险识别和风险应对两大方面。

1. 风险识别方面

风险防控部分的风险识别主体，主要是指应对风险的相关管理者或者部门，主体在风险识别过程中存在的问题主要表现为风险感知能力弱以及风险识别不到位。

---

① 李爽：《环境邻避风险扩散机理及管控策略研究》，硕士学位论文，浙江财经大学，2019年，第31页。

一是风险感知能力弱。不同主体对于风险的感知是不同的，管理者作为应对事件的领头羊，能否及时准确地感知到风险，直接影响着事件处理效果的好坏。在公共卫生事件发生后，应对主体如果没有感知到风险或是仅仅感知到了单一风险，就会使其在做风险防控的准备时，忽略叠加风险出现的可能性，伴随事件的发展，一旦不同类型的风险同时出现，将会使管理者措手不及。

二是风险识别不到位。如在铅中毒案例①中，涉事的企业和当地村民的对立关系已经很明显，但是管理主体未能对这种群体性冲突风险做出精准识别，以至于后续出现群体性冲突等风险后果。

2. 风险应对方面

在风险应对方面，主要是存在重事件防控，轻风险防控的问题。这也是衍生社会风险扩散的重要原因，在事件发生后，大多数应对主体都将重心放在如何进行事件应对和防控上，而对于事件可能带来的衍生风险问题重视度不够。比如在一些传染病事件中，为了阻断传染源不得不采取隔离等措施，这就有可能会带来隔离方与被隔离方的冲突风险、舆情风险、恐慌风险等。如果管理者能够未雨绸缪，对衍生社会风险进行防控，就大大降低了风险出现的可能性。如甲型 H1N1② 发生时，相关管理部门在迅速采取隔离措施的同时，还联合了媒体多次召开新闻发布会，主动如实地公开事件进展，安抚民众的情绪，积极听取被隔离者的诉求，消解群体的不满情绪，从而在一定程度上减少了部分衍生社会风险发生的可能性。

（三）风险后果阶段及存在的问题

衍生社会风险在动态风险流阶段经过不断持续发酵，多条风险链条之间有可能会出现风险叠加爆发的局面，进而引发社会各个领域的负面效应，带来一系列风险后果。因此，对大规模突发公共卫生事件衍生社会风险的扩散机理进行全过程的防控至关重要。

---

① 《陕西凤翔血铅超标事件》，《世界环境》2013 年第 5 期，第 7 页。
② 蒋之蔚：《基于 GIS 的 2009 年甲型 H1N1 流感大流行影响因素研究》，硕士学位论文，陕西师范大学，2013 年，第 8 页。

二 衍生社会风险扩散的防控策略

基于大规模突发公共卫生事件衍生社会风险扩散全过程分析，即由风险源到风险流再到后面的风险后果，依托"多米诺骨牌理论"可以进一步探索衍生社会风险的防控策略。多米诺骨牌理论认为，风险的发生、扩散过程如同倒塌的多米诺骨牌墙，如果排除了其中一个步骤的发生，便如同抽掉了中间的一块骨牌，后续的倒塌便会终止，那么风险扩散带来的风险后果也就不会发生。由此可见，如果干扰或者阻断衍生社会风险扩散机理中的任何一个环节，那么风险便可能得到缓解或是规避。基于此，本节从防范风险源、阻断风险流、消减风险后果三个层面，提出衍生社会风险扩散的相关防控策略。

（一）防范风险源

多米诺骨牌理论强调风险结果之所以会发生，其主要原因是受到外界因素的影响，因此可以针对承灾体的脆弱性和应急管理的不适应性两个方面，提出相应的对策。

1. 降低承灾体的脆弱性

降低承灾体的脆弱性主要解决两方面问题，即降低利益群体和整个承险系统的脆弱性。

第一，健全利益群体的诉求表达机制。利益群体的诉求表达不畅是负面情绪积聚的主要原因，也是催化衍生社会风险的重要因素，健全利益群体的诉求表达机制，畅通其利益诉求渠道，不仅有助于负面情绪消解，降低衍生社会风险出现的可能性，还有助于维护社会的和谐稳定。具体可通过两方面开展：首先，丰富民众表达与参与渠道。例如，当公共卫生事件发生后，管理主体可以采取座谈会、听证会或是利用互联网平台的电子信息政府、市长热线等方式，就公共卫生事件的主要进展、存在哪些影响、可能会产生哪些问题等，与利益群体关系密切的方面进行深入讨论，认真听取利益群体的诉求和意见。其次，管理主体要及时高效地回应利益主体的诉求。在听取完利益群体的意见后，还要切实寻求解决办法，沟通的目的不仅是安抚民众情绪，更重要的是做好诉求的反馈落实工作，这样才能真正解决问题，也可以使表达渠道真正被民众所重视和接受。

第二，降低承险系统的脆弱性，提高抗风险水平。在常态情况下，相关管理主体就应该有意识地通过各种渠道降低整个社会承险系统的脆弱性，这样才能在公共卫生等突发事件发生的情况下，较好地发挥系统的抵抗能力。首先，注意日常的法律意识普及工作。比如在一些相对落后的地区进行基础法律知识的宣讲；要求一些可能存在职业病风险的高危企业对员工进行自我保护、维权等法律知识的宣讲等。其次，按需提高卫生健康水平。比如针对一些养殖户，可以定期进行一些疾病的防控、饲养管理水平等卫生健康知识的宣讲；加强对基层医疗机构卫生健康水平的考察，对基层医务人员的专业知识进行严格考量再上岗；针对一些教育机构课程，可以增加卫生健康方面的内容，同时加强对食堂环境与食材的检查力度等。最后，在公共卫生事件发生后，不仅要关注利益群体物质方面的需求，同时也要关注其精神需求，对群体进行常规化的心理辅导，引导其做好自我情绪调节。由此多管齐下，进而逐渐降低整个承险系统的脆弱性，提高自身抗风险能力。

第三，发挥媒体的积极引导作用。首先，媒体要做好自我督察工作。在大规模突发公共卫生事件发生后，尤其是权威媒体应谨言慎行，不发布不确定的信息，不传播错误的价值观，不能因为一时的流量噱头而发布违背真相或是不利于事态防控的消息。其次，政府要加强与媒体的合作，比如一些消息在官方政务平台发布后，也可以通过多元化的平台增加信息传播的广度，充分发挥媒体的影响力，以协助政府传递相关信息，从而对民众起到积极引导作用。

2. 提高应急管理的适应性

提高应急管理的适应性主要从以下四方面展开，即完善决策机制、建立弹性应急响应机制、建立信息披露制度以及完善补偿措施。

第一，完善决策机制，优化决策程序。当大规模突发公共卫生事件发生后，可以采取多种方式跟民众进行有效沟通交流，确保民众切实参与到决策过程中来，民众对决策程序公正性越认可，政府公信度越高，所做出的决策方案越容易被民众所接受。

第二，建立弹性应急响应机制。所谓弹性，"是指政府及其机构有能力根据环境的变化制定相应的政策，而不是用固定的方式回应新的挑战"①。它能够更好地克服原有制度缺乏灵活性和学习能力的缺陷，从而有利于吸收外部冲击的干扰能量②，增强应对风险的有效性。因此，在大规模突发公共卫生事件发生后，政府的应急响应也应该是弹性化的，随着事件的发展变化及时调整应急响应对策，及时归纳总结经验，不断修正和完善应急预案及具体的应对措施。

第三，建立信息公开制度。大规模突发公共卫生事件发生后，信息公开的及时性与充分性在一定程度上对民众的风险感知情况有所影响。信息的缺失将导致群体产生猜疑和不确定的想象，很容易造成谣言的泛滥，加重民众的风险负面感知。而及时可信的信息公开制度不仅能提高民众对相关部门的信任度，而且还有助于对衍生社会风险的防控。首先，对于管理主体来说，应当依法公开符合要求的事件信息及相关的规定通知。这不仅有助于民众了解事态进展，同时也能够明确自身应该遵守的规定。其次，借助相应的平台，提供专业的咨询问答服务。例如，通过互联网平台等搭建专业团队，为民众提供解答，以避免信息混乱所给民众带来的负面影响。

第四，完善补偿措施。在大规模突发公共卫生事件发生后，提供有效补偿是缓解风险最基本的策略之一。由于公共卫生事件发生而给民众带来的非自致性损失③，如果还是需要全部由民众来独自承担，会增加民众的不满。因此，完善补偿措施是降低风险可能性的有效举措之一。首先，合理设置经济补偿方式。可以对受到影响的民众采取直接的经济补偿金或是通过其他减免费用、优惠政策等间接方式辅助补偿。其次，

①　彼得斯、吴爱明：《政府未来的治理模式——政府治理与改革系列》，中国人民大学版社 2001 年版，第 94 页。

②　唐庆鹏：《风险共处与治理下移——国外弹性社区研究及其对我国的启示》，《国外社会科学》2015 年第 2 期，第 81—87 页。

③　冯必扬：《社会风险：视角、内涵与成因》，《天津社会科学》2004 年第 2 期，第 73—77 页。

根据损失合理设置补偿数额，避免补偿不平等现象的出现。

（二）阻断风险流

在风险流阶段，风险感知和识别环节、风险防控环节、民众对风险防控主体的负面评价等环节，都可能会造成风险的升级、叠加情况，形成一条条风险流，推动风险的扩散蔓延，进而带来一系列风险后果。因此，可以针对三个环节提出以下具体对策。

1. 提高风险感知和识别能力

第一，建立风险预警机制。建立风险预警机制不仅可以提高应对主体的风险感知能力，同时还可以对风险进行有效识别。首先，建立并完善风险信息收集机制。通过广泛收集到的大规模突发公共卫生事件的事前或是事中的各种信息，仔细分析事件可能诱发的直接风险和衍生风险，及时准确地向有关部门发出预警，并提供风险分析结果。比如在非洲猪瘟事件中①，政府在猪瘟病毒未传入中国前已经发出了预警，但是还未引起重视，进而导致了一系列影响，如果可以在预警的同时加上对风险的分析结果，如病毒被传入可能带来哪些损失，对此进行分析并公布的话，那风险预警的有效性就会提高。其次，建立健全矛盾纠纷排查调处工作机制，提高风险感知。在大规模突发公共卫生事件发生过程中发现有明显的对立情况或是不良心态者后，应当及时安排专业人员对其进行疏导干预，提高风险感知能力，降低负面情绪或是冲突对立可能会带来的风险。

第二，识别风险行为。大规模突发公共卫生事件发生后的影响是多方面的，不同利益主体可能会有着各异的利益诉求，如果得不到合理的满足将有升级为冲突的风险。因此，管理者需要提高识别风险的能力，对症纾解风险，避免其引发多种衍生社会风险。如一些事件中的利益主体可能最关注的点是物质补偿问题，由于补偿金额、方式等分歧而产生不满，应对主体要精准识别这种行为可能带来的风险，对症下药，对利

---

① 肖洋溢：《风险社会背景下政府风险管理机制研究——以 2018 年非洲猪瘟疫情为例》，《领导科学论坛》2019 年第 17 期，第 43—46 页。

益群体提出的合理化物质补偿需求进行满足，降低风险进一步扩散的可能性。又或是一些事件中利益主体可能关注的是精神需求，即表现出不安、恐慌等情绪，应对主体要及时发布相关信息并派出专业人员对利益群体进行疏导，避免负面情绪的积聚与恶化。如若对这种状况置之不理，识别不到位，一旦风险扩散，并汇流成河，多条动态流的应对困难就更高，所可能造成的后果也就更大。

2. 完善风险防控措施

第一，提高风险防控主体公信力。风险防控主体公信力的提高是有效阻断动态风险流的举措之一，只有风险防控主体的公信力得到民众的肯定，在风险出现后，民众的恐慌、不信任感才不会骤增，衍生社会风险扩散的可能性也就降低。但是，提高风险防控主体的公信力是一个长期的过程，这是由于民众对当地管理者的评价不是仅在风险发生后才会出现，在常态化管理过程中也依然存在。因此，想要提高风险防控主体的公信力，需要管理者将为人民服务的理念和原则贯彻到日常的工作之中，从一点一滴中积累民众的信任，努力提高自身的公信力，才能在问题来临时有效阻断风险流。

第二，建立风险沟通机制。首先，建立风险信息公开机制，加强政府与民众的风险沟通。在大规模突发公共卫生事件发生后，要对风险信息进行有效及时公开，将风险可能带来的后果、影响以及政府将采取哪些防控措施及时公开，并积极听取民众的意见，及时做出反馈，这样才能有效阻断衍生社会风险之间的扩散流动，降低风险扩散的可能。其次，建立畅通的风险沟通渠道，加强各主体间的风险沟通。各主体主要包括应对主体，即加强同级各部门间的风险沟通以及加强上下级间的风险沟通。同级各部门间在经过统一分析和部署后采取相同的措施，避免出现回应不一致或是采取响应的等级存在较大差异的情况；上下级间要加强风险沟通，上级政府要将风险信息有效传达给下级，同时下级要及时回应、积极做出行动和反馈，避免出现国家高层风险意识及能力强、地方政府抗风险能力及意识低下的"头重脚轻"的局面。

第三，重视风险防控措施的采用。首先，构建区别于事件防控的风险防控体系。在大规模突发公共卫生事件发生后，政府在对事件做出一些防控措施时也要兼顾其可能带来的风险，并对其可能带来的风险采取相应防控举措，以防范风险的放大与扩散。在很多时候，对事件的应对本身可能会带来一些风险，比如为了阻断传染源而采取隔离措施，这虽然有效遏制了事件的发展但同时也会衍生恐慌风险、冲突风险等，很多应对主体在事件应对过程中都容易忽视对风险的防控，因此构建区别于事件防控的风险防控体系至关重要。其次，加强对地方风险防控的培训和监督。通过对案例的收集分析发现一个具有普遍性的现象，即中央政府的风险防控能力较高，而地方政府的风险防控能力较低，因此要加强对地方政府风险防控的培训和监督。不只是在应急状态下，而是在常态化工作中就需要进行相关知识、能力的检测、考察，提高地方政府的风险意识，同时建立风险监督机关，在非常态情况下对地方政府的风险应对进行监督，提高地方政府整体的风险防控能力。

（三）消减风险后果

如果防范风险源、阻断风险流阶段的风险管控工作没有做好，导致衍生社会风险不断扩散、叠加爆发，那就会给整个社会的各个领域带来负面效应，加剧社会不稳情况的出现。因此，在这个阶段政府应当加强对风险的全过程管控，注意对风险级别进行判断，并给出相应的风险后果减缓策略。鉴于此，政府有必要建立一个风险防控系统，对风险的全过程进行管理，尤其是注重风险扩散后的影响，对扩散后的风险等级进行评估，对风险可能带来的负面后果进行预测，防范风险后果的升级演变所造成的社会危害。

第六章　具体领域相关问题研究

第一节　公共卫生事件下的扶贫模式转向研究

一　研究背景与问题的提出

"贫困是实现人口增长与生产资料均衡的抑制性手段，贫困自身是贫困的原因"①，"消除贫困、改善民生、实现共同富裕"② 是十八大以来，以习近平同志为核心的党中央反复强调的核心问题，突发公共卫生事件一旦爆发，国内外的扶贫环境也会随之发生剧烈变化，扶贫产业体系欠成熟、脱贫人口返贫压力大、扶贫成果的长效机制不完善等现实问题凸显出来，它犹如一颗投入平静湖面的石子，荡开了圈圈涟漪，除了事件自身带来的巨大风险之外，还极有可能触发或导致另一个或多个不同风险事件的发生，这些事件在时间和空间上进行传播和扩散，从而扩大加深原始事件的影响范围和破坏程度，大大增加了结果的不确定性，对目前的扶贫工作乃至治理体系而言是一次严峻的现实考验。

因此，在突发公共卫生事件背景下，如何找准扶贫工作的模式转向，发现原有扶贫策略的不足之处，如何选准扶贫工作的行动策略，是各级治理者和相关行动者迫切关注的重点，也是本文研究的焦点所在。

二　基于外源动力的传统扶贫模式及其困境

（一）外源动力驱动下的扶贫实践

动力源是指能够提供能量的源头或来源，是某种行为或动力产生的

---

① Malthus T. , *An Essay on the Principle of Population*, 1798.

② 习近平：《在中央扶贫开发工作会上的讲话》，《人民日报》2015 年 11 月 29 日。

基本条件,① 而扶贫中的外源动力主要是指以政府为主导的外源动力输入。具体来看,有几下几种:

一是政策动力源,即党中央国务院出台的各种与扶贫相关的政策制度,以此来保障扶贫工作的顺利推行。如1978—1985年实施的以解决贫困人口温饱问题为目标的全面救济式扶贫。这一阶段的目标是全面解决农村贫困地区人口的温饱问题,采用的方式主要是通过经济体制的改革助推扶贫工作,如出台的家庭承包经营制度,大大提高了农民生产的自主性,激发了劳动热情,从而使得粮食产量不断提高,一定程度上缓解了"吃不上饭,吃不饱饭"的问题②;1994—2000年实施的鼓励发展资源开发型和劳动密集型的乡镇企业政策,出台主张土地有偿租用以及有计划地劳务输出等等;③ 2001—2020年实施的以成果巩固和深入细化为目标的精准式扶贫,强调加大深度贫困地区政策倾斜力度,这一阶段主要是依托《中国农村扶贫开发纲要(2001—2010)(2011—2020)》这两个十年的开发纲要,对集中连片特困地区和革命老区、民族地区、边疆地区出台针对性政策,还提出"五个一批",即通过发展生产脱贫一批,易地搬迁脱贫一批,生态补偿脱贫一批,发展教育脱贫一批,社会保障兜底一批等。④

二是资金动力源,即各级政府所设立的扶贫专项资金,是所有扶贫工作的重要保障。如1986—1993年实施的以解决农村发展不均衡为主要目标的专项扶持式扶贫。这一阶段的目标是推动重点贫困地区的发展,主要方式是通过安排专项资金和重点专项扶持项目,发展那些由于经济、

---

① 李柏洲:《企业发展动力研究》,哈尔滨工程大学,2003年博士研究生毕业论文,第83页。

② 国务院:《体制改革推动扶贫阶段(1978—1985年)》,中国政府网,http://www.gov.cn/ztzl/fupin/content_ 396636. htm。

③ 国务院:《国家八七扶贫攻坚计划(1994—2000年)》中国政府网,http://www.cpad. gov. cn/art/1994/12/30/art_ 46_ 51505. html。

④ 国务院:《国务院关于印发中国农村扶贫开发纲要(2001—2010年)的通知》,中国政府网,http://www. gov. cn/zhengce/content/2016 –09/23/content_ 5111138. htm。

社会、历史、自然、地理等方面的制约，发展相对滞后的少数地区;①
2001—2020 年精准扶贫工作中还强调加大金融扶贫支持力度，深入推进
"万企帮万村"精准扶贫行动，鼓励有条件的大型民营企业通过设立扶
贫产业投资基金等方式参与脱贫攻坚，等等。②

　　三是组织人力动力源，即通过各种人才、工作队的入住，为脱贫攻
坚战提供组织保障。如 1994—2000 年实施的以改善科教文卫多方面现状
为目标的扶贫工作。这一阶段扶贫的目标不光是温饱，还包括基础设施、
文化教育、公共卫生等多个方面，扶贫的方式也逐渐的由单纯的资金输
入转向人才输入与培养，通过专业人才来培训、培育符合本地特点的养
殖业、种植业和加工业人员及事业。③

　　（二）传统扶贫模式及困境

　　随着国家治理贫困力度的加大，我国脱贫取得较为显著的成效，但
是面对突发公共卫生事件爆发的现状，传统的扶贫模式开始暴露了其短
板并遭遇了现实困境。通过上述梳理外源动力驱动下的扶贫实践，便于
发现扶贫目标的变化以及主要扶贫方式的特点，从而为理清传统扶贫模
式的类型奠定前提。依据扶贫的主导目标和主要方式，可以将其总结归
纳为"短期式扶贫""兜底式扶贫""涂层式扶贫"三种主要模式。

　　1. 短期式扶贫及其困境

　　短期式扶贫，以时效维度为导向，强调立竿见影，强调在较短的时
间内，增加贫困地区民众特别是绝对贫困群体的收入，提高其生活水平，
使其脱离贫困。其优势在于时间短，见效快，有利于完成政策压力下的
扶贫任务，常采用的方式有定点定向的单位帮扶购买、一次性的助产助
销等等，这种方式确实可以迅速消费掉贫困地区的积压产品，但是对于
消除结构性贫困的根源、构建长效的扶贫机制却并无益处。

---

　　①　宋洪远:《改革开放以来我国农村扶贫政策的历史演变和扶贫实践》，宣讲家网，
http://m. 71. cn/article/38571。

　　②　《国务院关于印发中国农村扶贫开发纲要（2001—2010 年）的通知》国务院扶贫网站，
http://www. gov. cn/zhengce/content/2016–09/23/content_ 5111138. htm。

　　③　《国家八七扶贫攻坚计划（1994—2000 年）》，国务院扶贫网站，http：//www. cpad.
gov. cn/art/1994/12/30/art_ 46_ 51505. html。

因此，其困境在于扶贫成果难以巩固，特别是暂时脱贫群体的脆弱性高，抗风险能力弱，面对突发公共卫生事件，特别是重大传染病事件爆发所可能带来的经济下行、企业破产、人员失业、整体消费力降低等现状，从风险应对能力方面来说，不同群体应对风险的抵抗能力是不同的，而"具体风险的分布在一定程度上又同阶级、阶层的分化同构，强化后者的分化"①，这称之为"风险不平等"②。相较于其他群体而言，暂时脱贫群体的脆弱性更高，受冲击更大，因为这部分人在基本日常生活中就存在一定困难，在突发事件来临时，将会变得更加脆弱，更容易受到伤害③，极易陷入"扶贫—脱贫—返贫—扶贫……"的循环怪圈。

2. 兜底式扶贫及其困境

兜底式扶贫，以结果维度为导向，偏好大包大揽的扶贫方式，通常是指由政府或者相关第三方为解决扶贫对象的贫困问题，而通过直接的物质补偿、对口的服务、降低门槛或者其他政策优惠（或待遇）等方式提供帮助，以完成扶贫任务的目的。其优势在于，以政府作为兜底④主体，确实可以成为扶贫对象可靠的安全保障网，但是兜谁的底？兜底的底线和标准如何界定？是否真的可以一直兜底下去？这些在实践中成为了难以界定的模糊地带，也为后续工作带来了困难。

因此，其困境在于兜底扶贫成本过高，可持续性不强。从实际的效果来看，政府兜底式的扶贫逻辑，确实取得了一定的扶贫成效，换取了扶贫工作的阶段性成功，但兜底对象、程序、标准具有一定的随意性和

---

① 李友梅：《从财富分配到风险分配：中国社会结构重组的一种新路径》，《社会》2008年第6期，第1—14、223页。

② 姚伟：《论社会风险不平等》，《电子科技大学学报》（社会科学版）2011年第4期，第73—78页。

③ 关信平：《重大突发事件中困难群体兜底保障体系建设思路》，《中共中央党校学报》2020年第3期，第22—28页。

④ 张春颜：《控制与化解：转型期中国冲突治理的内在逻辑》，《学习论坛》2015年第2期，第48—51页。

主观性①，这种诟病极易引起民众对兜底本身合理性的质疑，而过分倚重兜底的做法不仅加大了公共财政的负担，也可能导致"喂养"之风的盛行，难以持续。其实，兜底式扶贫作为一种防护性的扶贫举措，是脱贫攻坚"五个一批"的重要举措，它兜住的应该是最困难群众，保住的是最基本生活，但是如何界定最贫困的标准，兜底绝对贫困群体，那么相对贫困群体兜不兜底？脱贫后返贫的群体兜不兜底？伴随农村老龄化问题带来的老年贫困群体增大，以及农村特殊困难群体②，自身脱贫能力差，光靠兜底是否一直都兜得住？这些问题都成为了兜底式扶贫持续下去的现实困境。

3. 涂层式扶贫及其困境

涂层式扶贫，以单一物质维度为导向，容易以偏概全，通常是指片面注重物质性的改善，以销售了多少产品，增加了多少收入这些扶贫数字作为围墙和涂层，掩盖了其他贫困生成的内在原因。其优势在于，表面来看似乎是实现了脱贫，但是却忽略了贫困是具备多维度性的，除了物质之外，还包括自然环境、教育、医疗、成功的机会、发展的资本等③诸多方面，以物质性收入的改善作为涂料掩盖掉其他问题，有可能会导致返贫、不满情绪等系列问题。

因此，其困境在于传统以物质经济改善作为单一维度的扶贫方式在突发公共卫生事件的冲击下逐渐失效，特别是在传染类卫生事件后，可能出现的停工、停业、经济下行、居民消费力锐减的背景下，依靠传统的定点包销、旅游扶贫、集中帮扶采购等手段难以奏效，而掩盖在之前"扶贫数字"之下的环境、教育、医疗、发展等多维度问题被暴露出来，加之多维度的扶贫体系尚未成熟，这成为了特定情境下扶贫工作深入发展的现实难题。

---

① 李婷婷：《"兜底"的调解者——转型期中国冲突管理的迷局与逻辑》，《社会主义研究》2012年第2期，第52—57页。

② 韩广富、辛远：《后扶贫时代中国农村兜底保障扶贫：形势、取向与路径》，《兰州学刊》2021年第1期，第147—159页。

③ 陈健：《全面建设社会主义现代化国家视域下相对贫困治理研究》，《云南民族大学学报》（哲学社会科学版）2021年第1期，第5—13页。

三　突发公共卫生事件前后的扶贫环境变化与新转向

（一）事件前的扶贫环境与外源驱动力作用效果弱化

突发公共卫生事件爆发后，国内的扶贫环境也会发生剧烈变化，一般来说，主要表现在经济模式、营销场域、营销主体这三个大的方面。

在经济模式上，"传统"经济模式失位：阻断了扶贫产品的常规销售渠道。传统经济模式侧重于面对面的销售形式，如线下就餐、购物、旅游、娱乐等，这在防控政策的要求下受到了极大限制，传染类卫生事件一旦爆发，各类应急防控政策将直接作用于各大商场、店铺、旅游景点、餐馆、酒店，贫困地区产品无处可销，因此，政策驱动力下经常采用的定点包销、帮扶购买的政策逐渐失效。

在营销场域上，实体场域受限：架空了扶贫产品的销售载体。以传染类卫生事件为例，其蔓延后的应急防控背景下，线下销售的商铺、饭店、旅游地等大都停工、停业，难以为继，原有扶贫产品、服务的销售载体基本处于停摆状态，而且不仅是相关贫困地区，涉及的全国范围内被蔓延地区都包括在内。因此，即使有资金输入，也难以通过销售载体实现货物流通，输入资金—购买产品—销售产品—资金回笼的良性循环链条被打破，政策驱动力和资金驱动力下的相关政策和做法逐渐失效。

在营销主体上，两点直线式的生产—销售主体对接失效。传统的扶贫产品营销主体主要涉及两个，一是生产主体，主要是当地民众，他们对接的另一类主体就是消费主体，一般是个人或者采购的批发商，呈现简单的两点直线式的营销模式，而受卫生事件影响，贫困地区民众能够接触到的个人或者批发商的购买人群锐减，扶贫产品大量囤积难以售出。

在货品销售渠道、载体、人员都出现断裂的情况下，即使继续增加专业技术人员指导当地的农业、养殖业、旅游业等相关事业的发展，效果也不太显著。

（二）事件后的扶贫环境与扶贫模式的新转向

面对传统经济模式失位的现状，"宅经济"模式补位：拓展了扶贫产品销售的新渠道。"宅经济"模式主要是指以电子商务、在线消费、娱乐等为代表，满足"宅人"群体消费需求为目的的线上经济以及产业链①。例如，面对传染类公共卫生事件情境，"宅经济"却能以良好的"互联网＋"发展环境为基础，以多元丰富的居民消费需求为动力，以大规模的"居家避疫"生活场景为载体，在充满不稳定性和挑战性的市场中突围而出，实现逆势上扬②。表现在：（1）及时补位实体经济，拓展了扶贫产品销售渠道。以生鲜电商、网络视频等为代表的典型"宅经济"线上行业充分发挥自身的优势，补位了实体经济的缺失，在满足民众消费需求的同时也为扶贫销售带来了新的生机；（2）提供多种技术手段，使产品的实际配送成为可能。在停工、停业，尽量居家不接触的要求下，接触式配送风险增加，销售出去的扶贫产品如果不能及时配送也难以转化成实际收益，因此，各大平台纷纷创新配送手段，无人机、无人配送车、人工智能机器人等高端技术设备投入使用，提高配送服务效率和安全度。

面对实体场域受限，虚拟场域破局：拓宽了营销范围和时效。表现在：（1）营销场域不仅仅局限于实体线下，而是拓展了线上销售，通过虚拟销售载体突破了接触式销售的困局，虚拟场域所具备的非接触式销售，降低了人与人接触所产生的传播风险，在符合防控要求的同时也得以继续营销扶贫产品；（2）虚拟载体突破实体营业时间限制，模糊了白天与黑夜的界限。它不仅和实体载体一样可以白天营业，也可以延伸夜间经济产业链，如短视频、直播平台可以 24 小时营业，针对不同时间段的群体营销对口的扶贫产品，营销时长的增加一定程度上有利于销售业绩的提升。③

面对两点式营销主体失效，三点折线式的生产—中间代理—消费主体链条出现。由于两点式主体对接的不通畅，加之面销的失效，逐渐催

① 李文明、吕福玉：《"宅经济"的发展状况与引导策略》，《学术交流》2014 年第 11 期，第 112—116 页。

② 齐骥、陆梓欣：《重大疫情视角下"宅经济"创新发展的思考》，《福建论坛》（人文社会科学版）2020 年第 6 期，第 39—47 页。

③ 齐骥、陆梓欣：《重大疫情视角下"宅经济"创新发展的思考》，《福建论坛》（人文社会科学版）2020 年第 6 期，第 39—47 页。

生了一个新的中间代理主体，它不同于以往的采购商，不直接收购扶贫产品，而是以"主播"（或其他）身份，借助各大网络平台，通过直播（或短视频）的形式吸引流量，进而有针对性地宣传、销售扶贫产品。表现在：（1）互利双赢的营销链条使合作更为持久。专业的中间代理通过量身定制适合当地扶贫产品的营销策略，借助平台直播带货助力产品销售的同时，获取一定比例的分成，双赢的结果是双方长久合作下去的基石，解决的不是一个季度，一个年份的产品销售问题，而是有利于长期合作关系的构建；（2）第三方的介入有利于缓解政府"兜底"的压力。专业第三方代理的介入，使得扶贫工作的压力不单单是压在了政府的肩膀上，扶贫主体的增加使得扶贫的压力和责任得以分摊，有利于政府职能的合理化转移。

突发公共卫生事件下扶贫环境的新变化使得扶贫模式的转向有了一定的可能性，加之传统扶贫模式所遭遇到的现实困境，更是使得这种转向有其现实性，原有的短期式、兜底式、涂层式扶贫有必要向长效式、自力式、结构式扶贫转向。

一是短期式扶贫转向长效式扶贫。短期式扶贫虽然可以在较短的时间内取得成效，但是难以持续，不利于扶贫工作的持久性开展，而想要打赢扶贫攻坚的持久战，巩固扶贫成果，就必须有赖于扶贫长效机制的构建。① 长效式扶贫逻辑重点在于：（1）关注长期稳定收益高于短期及时收益。相较于立竿见影的短期收益而言，长效式扶贫逻辑更看重那些可以取得长期、稳定持续收益的策略和工作，如持续的销售模式、可复制的工作经验等等；（2）更多着眼于相对贫困群体而非绝对贫困群体。短期扶贫对于绝对贫困群体迅速脱贫有着显著的工作成效，但是对于相对贫困群体生活质量的改善作用不大，教育资源分配、医疗、社保、自然资源环境等诸多方面的改善只能依靠长效的、不间断的扶贫策略才能得以实现；（3）以过程为导向而非结果。长效机制需要以过程为导向，

---

① 《中共中央关于坚持和完善中国特色社会主义制度，推进国家治理体系和治理能力现代化若干重大问题的决定》，《人民日报》2019年11月6日。

动态关注贫困群体的现状及变化，各项制度的制定及修正，各部门执行效果及改善，扶贫对象的评价及反馈，而非仅仅是结果这一项。

二是兜底式扶贫转向自力式扶贫。兜底式扶贫确实可以成为贫困地区民众脱贫的安全网，但是授之以鱼不如授之以渔，特别是在巩固扶贫成果，提升相对贫困群体的生活状况方面，自力式扶贫的优势更为明显：（1）激发"内生动力"①，调动贫困地区民众积极性。扶贫先扶志，单纯依靠兜底式扶贫容易助长"等靠要"的思想，而从调动民众脱贫积极性的内在心理入手，有利于鼓励和引导他们树立主体意识，发扬自力更生、变"要我脱贫"为"我要脱贫"；（2）授之以渔，切实传授脱贫技能。针对贫困地区以及民众的不同特点，针对性的传授脱贫技能，如蔬果种植、牲畜养殖、特色旅游、属地文化等；（3）扶贫亦扶智，阻断贫困代际传递。"扶贫既要富口袋，也要富脑袋"②，党和政府有责任帮助贫困群众致富，但不能大包大揽。③ 与其无止境的兜底，不如搞好教育，家贫子读书，教育是阻断贫困代际传递的治本之策，④ 脑袋灵光了，脱贫的认识、能力都会跟着提高。

三是涂层式扶贫转向结构式扶贫。结构式扶贫着眼于整个系统，通过内部结构的转化、组织资源的重新分配实现多维度脱贫的最终目的，相较于涂层式扶贫而言，其逻辑重点在于：（1）树立系统意识，关注结构与功能的创新。相较于单一维度的扶贫，结构式扶贫放眼于整个系统，系统功能的变化会导致结构的变化，反之，当结构发生变化时，系统功能也随之发生变化，⑤ 因此，创新组织结构对于系统功能的提升具有极强的现实意义；（2）创新组织形式，形成可复制的模式加以推广。如领导小组是中国

① 习近平：《习近平扶贫论述摘编》，中央文献出版社 2018 年版，第 135 页。

② 中共中央文献研究室：《十八大以来重要文献选编（下）》，中央文献出版社 2018 年版，第 50 页。

③ 中共中央文献研究室：《十八大以来重要文献选编（下）》，中央文献出版社 2018 年版，第 37 页。

④ 中共中央文献研究室：《十八大以来重要文献选编（下）》，中央文献出版社 2018 年版，第 42 页。

⑤ Talcott Parsons, *The Social System*, Routledge, 2005.

特色的治理模式，早在 2015 年湖北就成立了领导工作小组，实现自上而下的省委—市委—县委—乡委—村委的"五级书记抓扶贫"模式，[①] 还从各级机关选拔优秀干部作为精准扶贫第一书记，受乡镇党委领导，依靠村"两委"成员开展工作，其中村委书记与第一书记形成"双轨双层"治理模式，随后在全国推广，[②] 这对于教育、用水、用电、医疗等跨部门的扶贫工作起了关键性的作用；（3）细化组织制度，做到扶贫工作有据可依。通过扶贫的相关制度整合党、政府、社会多领域力量，鼓励其贡献自己力量，助力扶贫工作，如南开大学党委组织部与甘肃省庄浪县签署《庄浪县 2017 年党务干部培训协议》，通过远程教育提高当地干部的领导水平，近期央视和电商跨平台合作直播，开创了直播带货的"政社"合作新模式，都是为了改善贫困地区的结构生态。

四 扶贫的行动策略选择

突发公共卫生事件的爆发使得扶贫环境和扶贫模式都在一定程度上发生了变化，那么，与之相适应的，扶贫的行动策略也应该有所转变，不同的行动者基于自己的行为偏好、所能掌握的行动资源等，会采取不同于其他行动者的策略。所谓行动者，并不单指某个理性个人，行动者往往是一个组织或者是具有共同利益目标、行动资源和范围的人群，有人称之为复合行动者。[③] 通过梳理已有文献以及观察一般的扶贫过程发现，扶贫中所涉及到的关键行动者通常有中央政府、地方政府（省市级）、基层政府（乡镇级）、中间代理、社会组织、贫困群众、乡村精英、消费主体这几类，如图 6－1 所示。

传统的政府—民众二元场域[④]下，政府倾向于采用外部控制性策略，

---

① 朱俊庆：《困之治：精准扶贫中的"结构—功能"分析》，《秘书》2020 年第 4 期，第 31—39 页。

② 刘建生、涂琦瑶、施晨：《"双轨双层"治理：第一书记与村两委的基层贫困治理研究》，《中国行政管理》2019 年第 11 期，第 138—144 页。

③ 柳红波：《人力资本理论在民族社区旅游开发中的应用研究——基于社区居民收益权的思考》，《旅游研究》2012 年第 4 期，第 44—48 页。

④ 方劲：《乡村发展干预的行动者逻辑》，上海三联书店 2020 年版，第 219 页。

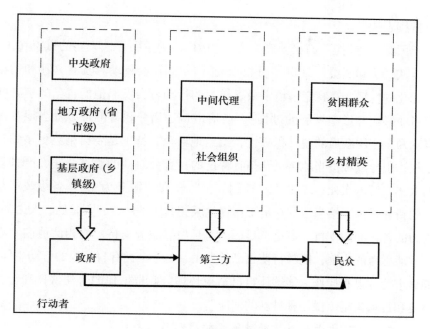

图 6 - 1 行动者类型

第三方介入较少，且带有一定的公益扶助性质，而民众则抱有较为随机的态度，积极主动性不强。在突发公共卫生事件的冲击下，原有二元场域的行动者策略日渐失效，第三方行动者由原来的被动适应参与，逐渐转为主动积极的融入，呈现出政府—第三方—民众三元场域下的行动者互动格局，行动者的行动策略也发生了如下转向：

（一）政府由外部控制性策略转向内生引导性策略

政府方面所采用的外部控制性策略表现为：一是压力型体制下的纵向加压，中央政府制定宏观的扶贫政策，并依此派任务、下指标，地方政府根据上级政策执行，并进一步下派给基层政府，这种自上而下的控制性策略使得扶贫成为了行政性的任务摊派和地方干部树立政绩的工具；二是控制输出策略影响下的民众依赖感增加，贫困地区群众的脱贫之路如何走完全依赖于各级政府的政策和相关制度，政府占据了绝对主导地位，民众的自主性和积极性逐渐减弱，长此以往，并不利于扶贫工作的可持续发展。

因此，"外控"有必要转变为"内引"，内生引导性策略的重点在于：一是从"大包大揽"转向"分权让利"。不同社会行动者具有兴趣和利益多元化的特征，在特定情境中缺乏权力的行动者会发出他们自己的声音并有可能影响和形塑发展的过程①。政府应该适当分权，侧重激发当地贫困群众乃至基层政府的脱贫积极性，给当地群众，特别是乡村精英更多的自主权，引导其根据当地特点开拓有特色的、有针对性的脱贫之路，严禁管的太严，管的太死；二是从"控制为主"转向"服务为主"。各级政策制定的目的是为了给当地的扶贫工作提供服务的、条件的、资源的、人力的、物力的各方面的支持，不是下目标，而是做好服务支持。要相信他们"有一颗能思考的头脑，能够行使自己的自由，是一个拥有自主权的行动主体，能够进行计算和操作，能够让自己适应环境，并根据他的合作伙伴和诸种情境和行动策略，做出种种新的回应"。②

（二）第三方由公益扶助性策略转向利益参与性策略

政府—民众的二元场域下，第三方介入较少，且大多是公益性质，其特点是：**一是无偿性**，第三方一般是在政府的政策影响下，开展各种不求回报的公益活动，如各类社会组织募捐活动、集中采购的公益助贫活动，等等；**二是不可持续性**，既然无偿，单方面的付出就难以持续，且经不住过度消耗，特别是在大规模突发公共卫生事件爆发后，经济发展缓慢，消费能力降低，其实施可能性进一步降低。

因此，保持双向互赢的利益参与性策略才是扶贫的长久之道，其好处在于：一是利益是调动各方参与积极性最有效的基石。中间代理、社会组织等第三方利用自身的专业优势为贫困地区制定针对性的营销方案，从成功销售获得收益的部分中抽取一定比例的分红，在维持自身生存发展的同时也助推了当地的扶贫工作，如各短视频平台的直播带货、助农网店等；二是分担政府扶贫压力的同时也分担了责任。第三方和贫困地

---

① 方劲：《乡村发展干预的行动者逻辑》，上海三联书店2020年版，第71页。

② M. Crozier, *Le Phenomene Bureaucratique* .

区的合作模式一旦建立，逐渐教会贫困地区"独立行走"，从长期上减轻了政府的财政负担，即使出现脱贫不力的情况，群众的不满情绪也不会一股脑的转向政府，而是分摊在了政府、第三方、自身等各个方面。

（三）民众由随机性加入策略转向主动性合作策略

传统扶贫策略的实施过程中，民众加入的被动性、随机性较强，其特点表现为：一是被动的接受和适应政策要求，只需要按照已有要求行事即可，是其他主体要我脱贫，而不是我要脱贫，而且成或者不成都有政府兜底；二是哪一部分群体先享受收益也比较随机，这也容易诱发新的矛盾，如旅游扶贫中先开发哪个区域往往是矛盾的焦点，村民之间争夺利益的案例也不在少数。

因此，主动性合作策略的导向对于调动民众特别是乡村精英群体的积极性有较强的意义，其特点在于：一是被动化参与者为主动实施者，通过多样化的合作形式吸纳民众进来，让其以主人翁的姿态从事脱贫活动，如赤峰市雷营子在 2017 年就进行了"资源变资产、资金变股金、农民变股民"的农村集体产权制度改革，在村集体和村民之间建立起了"收益共享、风险共担"的股份合作联结机制，充分调动了民众的积极性；① 二是大户带小户，富户带穷户。充分发挥大户、富户的脱贫经验，通过其人缘、能力发动其他民众加入进来，如雷营子村委会组织 18 户贫困户与其他先经营农家乐致富的富户结成帮扶对子，由贫困户负责种植蔬菜、养殖畜禽和制作手工艺品，定向为各农家院经营户供给，解决了25 名贫困村民的就业问题。

五 结语

我们当下的时代"是承前启后、继往开来、在新的历史条件下继续夺取中国特色社会主义伟大胜利的时代，是决胜全面建成小康社会、进

---

① 王公为、赵忠伟：《行动者网络视域下乡村旅游扶贫模式与机制研究——以赤峰市雷营子村为例》，《农业现代化研究》2021 年第 3 期，第 57—66 页。

而全面建设社会主义现代化强国的时代"。① 脱贫攻坚工作取得了显著的成效，但是面临突发公共卫生事件爆发的新环境，必须反思和回顾已有的扶贫模式和行动策略，因为突发事件的爆发可能带来很多新的风险因素，而"风险的弥散性和普遍性使其跨越阶级、阶层、职业、性别、信仰和种族，"特别是对于贫困地区民众来说意味着更大的风险和困难，必须通过全社会的动员对其采取更为复杂和贴近实际的扶贫行动策略，才有可能共克时艰。

第二节　公共卫生事件下的社区居民参与研究

一　问题的提出

面对突发公共卫生事件的冲击，基层治理效果的好坏不仅取决于治理者能力的高低，也取决于被治理者参与能力的好坏。特别是社区，作为突发事件应对的第一现场，它既是上情下达、下情上传的"结合面"，也是各种诉求、矛盾、利益与群体的"交汇点"。社区作为管理者与群众互动最多的载体，如何在互动中逐步提高居民的参与意识与参与能力，是提升基层治理效果的关键。

二　理论基础与模型建构

（一）理论基础

计划行为理论（Theory of Planned Behavior，TPB）是理性行为理论的延伸，理性行为理论认为决策行为受参与态度和主观规范的影响，而行为意向是个人行为最直接的影响因素②。但是研究发现，理性行为理论在实际应用中并不总是有效合理的，它更多地强调个人意识对于个体行为的作用，而忽略了个体能力，基于此，阿杰森（Ajzen）在原

---

① 习近平：《决胜全面建成小康社会 夺取新时代中国特色社会主义伟大胜利——在中国共产党第十九次全国代表大会上的报告》，《人民日报》2017年10月8日。

② 闫岩：《计划行为理论的产生、发展和评述》，《国际新闻界》2014年第7期，第113—129页。

有理论的基础上，增加了感知行为控制变量，从而形成了被用来解释个体行为总体决策过程的计划行为理论①。此后这一理论被普遍应用于心理学、管理学、教育学、社会学等多门学科领域，李景成先生的预测运动行为比较研究是我国较早涉及行为学理论的文章之一，之后越来越多的学者开始对此进行关注和深入，如殷志扬等采用计划行为理论建立模型研究农户土地流转的意愿，结果显示农户土地流转参与态度的形成更多基于流转收益的影响②；胡兵等研究发现参与态度与自我效能感对低碳旅游意愿存在正相关，并且参与态度对低碳旅游的影响更为强烈③，等等。

　　计划行为理论的主要内容包括：（1）个体行为的表现可以用个体的意愿来衡量，但同时也必须考虑到个体本身所具备的能力、实施行为所具备的外在机会和资源等实际控制条件对个体行为的影响。如果完全符合实际控制条件，个体意愿可以直接表明个体行为；（2）感知行为控制是个体在做某一行为时所经历的困难或容易程度，它反映了个体对实际条件的控制。因此，准确的感知行为控制不仅可以直接影响行为意向，还可以直接预测个体行为。感知行为控制的真实度越高，个体行为的预测精度越高④；（3）主观规范、参与态度、感知行为控制是计划行为理论中决定行为意向的三个关键性的变量，在个体执行某一行为时，个体对行为的参与态度越积极、身边重要人支持度越高、个体对实际环境条件控制度越强，则行为意向愈加强烈，反之则愈弱；（4）个体本身所具备的身份属性例如性别、年龄、政治面貌、过去经验、个体人格、教育程度等和社会文化背景因素会对个体的参与态度、

　　①　Ajzen I. , "The Theory of Planned Behavior, Organizational Behavior and Human Decision Processes", *Journal of Leisure Research*, 1991（2）：176 - 211.

　　②　殷志扬、程培堽、王艳：《计划行为理论视角下农户土地流转意愿分析——基于江苏省3市15村303户的调查数据》，《湖南农业大学学报》（社会科学版）2012年第3期，第1—7页。

　　③　胡兵、傅云新、熊元斌：《旅游者参与低碳旅游意愿的驱动因素与形成机制：基于计划行为理论的解释》，《商业经济与管理》2014年第8期，第64—72页。

　　④　Ajzen I. , *From Intentions to Actions*：*A Theory of Planned Behavior*：*in Action Control*：*From Cognition to Behavior*, Springer：Heidelberg, Germany, 1985.

主观规范、感知行为控制产生间接影响，由此最终影响个体参与行为的意向和行为。

基于计划行为理论的内容和特点，本书将其作为研究常态化防控背景下影响居民参与治理的模型理论基础，建立居民参与影响因素模型，研究探讨居民在主观规范、参与态度以及感知行为控制三个变量方面对参与意向以及行为的影响。

（二）模型建构

在已有研究的基础上，结合计划行为理论构建居民参与常态化社区防控治理影响因素模型。笔者主要以计划行为理论中的五要素，即主观规范、行为态度、感知行为控制、行为意愿和行为作为研究变量。

一是主观规范。主观规范是指个体在决定是否采取行动时所感受到的来自社会层面的压力，反映了主要群体或其他人对个人行为决定的影响。目前对于主观规范的研究，大体可以划分为两类：即双因素结构和三因素结构类。对此，尼科斯（Nikos）等支持二因子结构论，即主观规范包括示范性规范和指令性规范，这两种规范都反映了社会对个人压力和被控制感的影响①。而西阿尔迪尼（Cialdini）等人在双因素结构理论的基础上补充了个人规范因素，即他们认为主观规范由个人规范、示范性规范和指令性规范组成②。之后有研究人员发现，个人规范在研究某些道德行为（如志愿人员）方面具有很强的解释能力，但在其他个人行为研究方面则没有。因此，大多数研究者认为不应将个人规范纳入主观规范范围。因此，本研究选用了主观规范划分的二因子结构论，即指令性规范和示范性规范，以便研究在常态化社区防控背景下居民主观规范的影响。

① Chatzisarantis N., Biddle S., "Functional Significance of Psychological Variables that are Included in the Theory of Planned Behaviour: A Self-Determination Theory Approach to the Study of Attitudes, Subjective Norms, Perceptions of Control and Intentions", *European Journal of Social Psychology*, 1998 (3): 303 –322.

② Cialdini R. B., Reno R. R., Kallgren C. A., "A Focus Theory of Normative Conduct: Recycling the Concept of Norms to Reduce Littering in Public Places", *Journal of Personality and Social Psychology*, 1990 (6): 1015 –1026.

二是行为态度。根据态度行为理论可知，态度和行为是密切相关的。行为态度是个人对某个问题的心理倾向，作为个人在行动之前的一个准备性阶段，它在一定程度上可能决定个人的行为趋势和模式。可以说态度是行为人行为意向的主要决定因素，是个人对特殊性的正面或负面评价。社区居民是否采取某些行为，如参与预防和控制社区正常化流行病，取决于居民对此行为所持有的态度①。因此，笔者选取计划行为理论中的行为态度，作为理论模型中的参与态度变量，探究常态化社区防控背景下居民参与态度的影响。

三是感知行为控制。感知行为控制是指个体在执行某一特定行为时所感受到的难易程度，它反映了个体对促进或者阻碍执行行为知觉的因素。对于感知行为控制的准确解释在学术上存在一定的争议，国外一些研究认为，感知行为控制是班杜拉（Bandura）社会认知理论中自我效能的一部分，即个体对自身能力的信心程度，这与个人自身的能力与目标有关②，但也有一些研究认为感知行为控制主要是指个体对自身知识、技能的认可程度等方面。国内学者段文婷和江光荣在整理了国外已有研究后发现，感知行为控制的衡量要素应包括两个，即个体对完成能力的信心和行为控制③。对此，阿杰森（Ajzen）对知觉行为控制做出了进一步的解释，认为不能将感知行为控制简单的划分为两个部分，并指出其实质是个人对完成行为的信心，将其命名为自我效能感④。因此，本书基于阿杰森（Ajzen）对感知行为控制的解释，并根据计划行为理论内容中的"准确的感知行为控制不仅可以直接影响行为意向，还可以直接预测个体行为"，以此探究在常态化社区防控治理背景下居民感知行为控制维度对参与意愿以及行为的影响。

---

① 李华敏：《乡村旅游行为意向形成机制研究》，博士学位论文，浙江大学，2007年，第51页。

② Bandura, Albert, "Self-efficacy: Toward a Unifying Theory of Behavioral Change", *Psychological Review*, 1977（2）: 191-215.

③ 段文婷、江光荣：《计划行为理论述评》，《心理科学进展》2008年第2期，第6页。

④ Ajzen I., "Perceived Behavioral Control, Self-Efficacy, Locus of Control, and the Theory of Planned Behavior", *Journal of Applied Social Psychology*, 2002.

四是行为意愿。行为意愿是指个体有意采取特定目标行为的主观可能性，这反映了个体愿意投入多少精力和时间来执行某项行动，即个体完成某项特定行为的意愿的强度。个体的行为是以参与意愿为基础的，只有当参与意向产生的时候，个体的行为才有可能发生。因此，本书选取计划行为理论中的行为意愿，为理论模型的参与意愿变量，探究常态化社区防控背景下居民参与意愿的影响。

五是行为。行为是指个体实际采取行动的行为，本书中选取计划行为理论中的行为，作为理论模型的参与行为变量，探究常态化社区防控背景下居民主观规范、参与态度、感知行为控制、参与意愿对参与行为的影响。

综上所述，本书以计划行为理论作为模型的建构基础，选取主观规范、参与态度、感知行为控制、参与意愿、参与行为五个变量作为模型的解释变量，探究在常态化社区防控治理背景下居民参与社区治理的影响因素（如图 6-2 所示）。

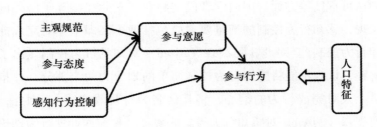

图 6-2　居民参与常态化社区防控治理影响因素模型

三　研究设计

（一）研究假设

依据研究模型，笔者提出关于主观规范、参与态度、感知行为控制、参与意愿及参与行为五个方面的研究假设。

第一，主观规范研究假设。计划行为理论认为理性行为的一个重要特征是个人对特定行为的主观规范将对其行为意向产生积极影响。社区居民作为社会情境下生活的个体，其参与社区治理活动的行为必定会受到来自周围环境的影响，尤其是周围个体和组织所组成的人际关系的影响。因此，当个体居民在选择社区参与行为时，会考虑周围人际关系环境中自己看重的个体或组织、团队对社区参与行为的态度，以及这种态度对社区参与行为选择的导向性影响。很多研究证明了示范性规范对于行为意向的影响，如贾鼎认为，中国人受儒家思想文化中个人尊重他人观点的影响，主观规范起着更大的作用，极大地影响了个人参与行为的意愿①。穆塔兹姆（Mutazm）认为，当参与者的信息不完整和认知不明确时，个人将根据对其重要的人的行为或观点进行逻辑推理和行为选择②。可以说在一般情况下，居民参与社区治理主要是理性思考之后的行为，这是由于居民往往会受到有关机构和规章的鼓励或支持，这些机构或规章会促使居民参与社区活动。他们对社区参与的压力越大，居民参与社区治理的意愿就越强烈③。多项研究表明，社区居民委员会、社区机构、政府和其他机构或团体是影响居民参与社区治理的重要群体，他们的期望或观点往往影响居民是否选择社区参与。同时，指令性规范也是居民参与行动的标准和参照标准，为居民社区参与学习或模仿提供了许多基础。基于此，笔者提出假设 H1。

H1：主观规范对居民社区参与意愿具有正向影响。

第二，参与态度研究假设。态度是个体对某一特定事物或问题的持续和持久的积极或消极感觉，反映了个人对行为的品味和厌恶程度。根据计划行为理论，个体对某一行为的态度直接影响到他采取行动的意愿，个体对某一行为的正向或积极态度越大，采取它的意愿就越强烈；相反，个体对某一行为的负向或消极态度越大，采取这种态度的意愿就越弱。参与态度对参与意愿的影响得到了许多研究人员的证实。如王丽丽关于

① 贾鼎：《基于计划行为理论的公众参与环境公共决策意愿分析》，《当代经济管理》2018 年第 1 期，第 52—58 页。

② Al-Debei M. M., Al-Lozi E., Papazafeiropoulou A., "Why People Keep Coming Back to Facebook: Explaining and Predicting Continuance Participation from an Extended Theory of Planned Behaviour Perspective", *Decision Support Systems*, 2013 (1): 43 – 54.

③ 张红、张再生：《基于计划行为理论的居民参与社区治理行为影响因素分析——以天津市为例》，《天津大学学报》（社会科学版）2015 年第 6 期，第 523—528 页。

城市居民参与环境治理的研究表明，参与态度对城市居民参与环境治理的意愿产生了直接和积极的影响①；陈琪研究了公民参与城市公共危机管理的影响因素，确认参与态度对公民参与公共危机管理的意愿有重大影响②。基于此，笔者提出假设 H2。

H2：参与态度对居民社区参与意愿具有正向影响。

第三，感知行为控制研究假设。感知行为控制即自我效能感是指个体在采取行动时所感觉到的困难程度。自我效能不是居民有效参与社区的效率和能力，而是居民对他们参与社区治理等能力的可能性和效率的感知，这也反映了居民对个体能力可能产生的治理效果的信心。已有研究证明个体所感知到的不确定性因素越小，其自我效能感越高，即感知行为控制越强，参与意愿越大，参与行为随之也就越多。弗雷泽·帕特丽夏（Frazier Patricia）研究发现，人们普遍认为控制感高的个体有较高的自主性和自我效能感，可以更好的应对生活中的突发状况或逆境。如果个体控制缺乏，将会导致诸如抑郁、焦虑、隔离感等一系列的心理和行为等问题③。基于此，笔者提出假设 H3 和假设 H4。

H3：感知行为控制对居民社区参与意愿具有正向影响。

H4：感知行为控制对居民社区参与行为具有正向影响。

第四，参与意愿研究假设。理性计划行为理论和计划行为理论从社会心理学的角度分析行为意愿，并一致认为意愿是决定行为的直接因素，而意愿又受到参与态度、主观规范和感知行为控制的影响。参与意愿是指个体有意采取特定目标行为的主观可能性，这反映了个体愿意投入多少精力和时间来执行某项行动，即个体完成某项特定行为的意愿的强度。个体的行为是以参与意愿为基础的，只有当参与意愿

---

① 王丽丽、张晓杰：《城市居民参与环境治理行为的影响因素分析——基于计划行为和规范激活理论》，《湖南农业大学学报》（社会科学版）2017 年第 6 期，第 92—98 页。

② 陈琪：《基于计划行为理论的公民参与城市公共危机治理意向研究》，硕士学位论文，华北理工大学，2017 年，第 41 页。

③ Allan, Jepson, Alan, "Investigating the Application of the Motivation-Opportunity-Ability Model to Reveal Factors Which Facilitate or Inhibit Inclusive Engagement Within Local Community Festivals", *Scandinavian Journal of Hospitality and Tourism*, 2014（3）：331 – 348.

产生的时候，个体的行为才有可能发生。一般情况下，个体感知到的参与行为并采取社区参与行动的信念或者倾向越显著，其社区参与意愿也就越强烈，采取实际行动的可能性也就越大。诸多学者根据居民参与意愿来预测居民社区参与的行为。如艾尔德贝（Al-Debei）借用计划行为理论探讨在 Facebook 上人们的持续参与意愿与参与行为①；劳可夫探讨了绿色消费的影响机制，认为绿色消费意向对消费行为影响最大②。基于此，笔者假设参与意愿对居民社区参与行为具有正向影响，并提出假设 H5。

在计划行为理论中，感知行为控制不仅对参与意愿有直接的影响作用，同时也可以直接预测个体的行为。基于这一理论，部分学者对参与意愿在感知行为控制与行为之间的中介作用方面进行了研究。如张高量探讨渔民参与专业合作组织行为产生的机理，研究证明合作态度通过参与意愿的中介作用对参与行为产生影响③；陈楠等基于计划行为理论，研究农业产业化龙头企业牵头合作经济组织的行为机理，以参与意愿为中介作用研究组织行为④。为更好探究参与意愿维度的影响机制及作用机理，基于计划行为理论和已有研究，笔者假设参与意愿在感知行为控制与参与行为两个维度之间起中介效应，并提出假设 H6。

H5：参与意愿对居民社区参与行为具有正向影响。

H6：参与意愿在感知行为控制与参与行为之间起中介作用。

（二）问卷设计

本研究问卷设计共包括两大部分，分别是调查对象的基本个人属性以及五个分量表。个人基本属性调查包括性别、年龄、学历、职业、政

---

① Al-Debei M. M., Al-Lozi E., Papazafeiropoulou A., "Why People Keep Coming Back to Facebook: Explaining and Predicting Continuance Participation from an Extended Theory of Planned Behaviour Perspective", *Decision Support Systems*, 2013 (1): 43 – 54.

② 劳可夫、吴佳：《基于 Ajzen 计划行为理论的绿色消费行为的影响机制》，《财经科学》2013 年第 2 期，第 91—100 页。

③ 张高亮、张璐璐、邱咸：《基于计划行为理论的渔民参与专业合作组织行为的产生机理》，《农业经济问题》2015 年第 8 期，第 97—104 页。

④ 陈楠、郝庆升：《基于 TPB 的龙头企业牵头合作经济组织行为动力分析》，《中国农机化学报》2013 年第 6 期，第 64—68 页。

治面貌以及居住年限；五个分量表包括主观规范测量量表、参与态度测量量表、感知行为控制测量量表、参与意愿测量量表、参与行为测量量表。量表的测量题项在已有成熟量表的基础上结合本书的具体研究而来，均以李克特五级量表进行测量。

一是主观规范量表。主观规范是居民感受到的对自己有重要影响的个人或团体对自身社区参与行为意愿的影响。本书中指令性规范是指政府等行政组织出台的有关居民参与社区防控政策、指示文件对居民社区参与的影响；示范性规范是指社区组织、"社区精英"以及居民周围亲朋好友对居民参与常态化社区防控工作的影响。基于此，笔者在阿杰森（Ajzen）①、张红（2015）②、余来辉（2019）③ 量表的研究基础上，结合本书研究实际，对受访者主观规范层面的指令性规范与示范性规范共设置 6 个题项，具体见表 6－1。

表 6－1　　　　　　　　　居民社区参与主观规范量表

变量		题项	题项描述	量表来源
主观规范	指令性规范	A1	出于党和政府以及社区的宣传和动员，我会积极的参与社区防控治理	阿杰森（1980）；张红，张再生（2015）；余来辉（2019）
		A2	在小区业委会或其他民间组织的带领下，我会参与社区防控治理	
	示范性规范	A3	我的家人、亲友、邻居等身边对我重要的人都支持我参与常态化社区防控治理	
		A4	大众传媒对社区防控工作事迹的广泛报道促使我参与社区防控治理	
		A5	如果周围绝大部分人常常参与社区治理，我愿意参与	
		A6	我会跟随社区内先锋党员同志的号召参与社区防控治理	

① Ajzen I., *Understanding Attitudes and Predicting Social Behavior*, Prentice-Hall, 1980.

② 张红、张再生：《基于计划行为理论的居民参与社区治理行为影响因素分析——以天津市为例》，《天津大学学报》（社会科学版）2015 年第 6 期，第 523—528 页。

③ 余来辉：《互联网群体传播中用户突发公共卫生事件参与行为研究》，博士学位论文，上海交通大学，2019 年，第 43—47 页。

二是参与态度量表。作为计划行为理论中的一个基本变量，参与态度是行为者进行某种行为的一般情感倾向。本书中参与态度量表参考阿杰森（Ajzen）、张红（2015）、张平（2013）① 的研究，通过询问受访者对参与常态化防控背景下社区治理关注度、治理必要性与参与积极性进行测量，共设置 6 个题项，具体见表 6 – 2。

表 6 – 2　　　　　　　　　　　居民社区参与态度量表

变量	题项	具体内容	题项描述	量表来源
参与态度	B1	治理关注度	我会主动关注社区内的各项防控治理工作	阿杰森（1980）；张红，张再生（2015）；张平（2013）
	B2		我关注社区防控工作程度越高，越有利于社区治理工作的进行	
	B3	治理必要性	我认为社区内的公共卫生安全的维护需要社区居民共同努力	
	B4		我觉得居民参与社区治理具有重大意义	
	B5	参与积极性	我认为作为社区的一份子应该要了解社区防控的各项工作要求和进展	
	B6		我觉得应该想方设法动员居民积极参与社区治理	

　　三是感知行为控制量表。本书中感知行为控制即自我效能感，即是指居民对于参与常态化防控背景下的社区治理所需要面对的现实有利或者不利因素的可掌控程度的感受。感知行为控制量表参考班杜拉（Bandura）②、张平（2013）③ 的研究，采用 6 个题项对受访者的感知行为控制进行测量，具体见表 6 – 3。

---

　　① 张平：《中国城市居民社区自治行为影响因素研究》，博士学位论文，东北大学，2013 年，第 32—35 页。

　　② Bandura, Albert, "Self-efficacy: Toward a Unifying Theory of Behavioral Change", *Psychological Review*, 1977 (2): 191 – 215.

　　③ 张平：《中国城市居民社区自治行为影响因素研究》，博士学位论文，东北大学，2013 年，第 32—35 页。

表6-3　　　　　　　　　　居民参与感知行为控制量表

变量	题项	具体内容	题项描述	量表来源
感知行为控制	C1	易如程度	我认为参与社区治理是一件容易的事情	班杜拉（1977）；张平（2013）
	C2		我可以自如的参与到社区治理的任何活动之中	
	C3	信息获取	我很容易获得有关防控治理社区运行和活动参与的信息	
	C4		我有充足的时间可以参与社区内的防控工作	
	C5	身心素质	我有良好的身体条件可以参与社区内的防控工作	
	C6		我有自信能够克服自身和外界的困难参与社区防控工作	

　　四是参与意愿量表。对于居民社区参与意愿量表的设计，本文借鉴乔伊塔尔（Chauetal）、段飞飞（2014）① 对参与意愿的研究，结合本书研究内容，从三个维度对受访者参与意愿进行测量，即参与实施意愿、参与维护意愿、参与决策意愿、参与号召意愿，具体见表6-4。

表6-4　　　　　　　　　　居民社区参与意愿量表

变量	题项	题项描述	量表来源
参与意愿	F1	参与实施意愿　我愿意利用闲暇时间尽可能多的参与常态化社区防控工作	乔伊塔尔（2005）；段飞飞（2011）
	F2	参与维护意愿　我愿意积极维护常态化下社区防控治理工作成果	
	F3	参与决策意愿　我愿意为社区常态化防控治理献言进策	
	F4	参与号召意愿　我会鼓励亲朋好友参与常态化社区防控治理工作	

---

　　① 段飞飞：《公共危机治理中公民网络参与意愿影响因素的实证研究》，硕士学位论文，电子科技大学，2014年，第30页。

五是参与行为量表。本书中对居民参与行为量表的设计，借鉴阿杰森（Ajzen[①]、余来辉[②]（2019）对参与行为的研究，结合本文实际研究内容，设置信息获取、实施参与、决策参与、配合参与 4 个题项对受访者进行测量。

表 6 - 5　　　　　　　　　　居民社区参与行为量表

变量	题项		题项描述	量表来源
参与行为	G1	信息获取	我常常通过各种渠道了解社区的各项防控治理工作与活动	阿杰森（1980）；余来辉（2019）
	G2	实施参与	我非常积极地参加社区常态化防控治理活动	
	G3	决策参与	我常常积极地为社区防控治理献言进策	
	G4	配合参与	我非常积极主动地配合社区开展防控工作	

（三）数据来源与样本特征

　　问卷调查于 2021 年 6 月中旬开始，7 月底结束，问卷调研持续时间超过一个月。问卷发放方法主要采用实际抽样和滚雪球抽样相结合的方法，通过电子问卷和纸质问卷的组合来回答和填写。以调查问卷制作平台问卷星生成的二维码、问卷链接等线上作答的形式，传达给受访者；当遇到对电子问卷使用不便的老年受访者或其他特殊受访者，则给与其纸质版问卷进行填写。正式调查问卷共发放 600 份，最终获取有效问卷数据为 518 份，问卷获取有效率为 86.33%。

　　① Ajzen I. , Fishbein M. , "Scaling and Testing Multiplicative Combinations in the Expectancy-Value Model of Attitudes", *Journal of Applied Social Psychology*, 2010（9）：2222 - 2247.
　　② 余来辉：《互联网群体传播中用户突发公共卫生事件参与行为研究》，博士学位论文，上海交通大学，2019 年，第 45—46 页。

表6-6　　　　　　　　　　　　样本描述性统计分析

基本特征	分类	基本特征	分类	样本数
性别	男	职业	公务员	2551
	女		教师/事业单位	2627
年龄	18—25 岁		企业职员	165
	26—30 岁		个体经营者	1611
	31—40 岁		医护工作者	85
	41—50 岁		学生	1412
	51—60 岁		退休人员	48
	60 岁以上		失业/待业	36
政治面貌	中共党员		其他	1769
	共青团员	居住年限	1年以内	1786
	群众		2—5年	246
	民主党派		5—10年	120
教育程度	初中及以下		10—15年	37
	高中		15年以上	98
	大专			132
	本科			211
	硕士及以上			74

对正式调查样本的描述性统计分析表明（如表6-6所示），男性答复者251人，占48.46%，女性答复者267人，占51.54%。就年龄分布而言，青年人占主导地位，年龄在40岁以下的占77.8%，年龄在18—25岁之间的占36.10%。在政治面貌方面，以群众为主246人，占47.49%，其次，所占比重较高的是中共党员159人，占30.69%。在受教育层面上，本科211人，占比40.73%，其次是大专学历132人，占比25.48%。职业分布上，企业职员为165人，占比31.85%，其次为学生112人，占比21.62%。在居住年限方面，居住时长2—5年和5—10年分别为145人和120人，分别占比27.99%和23.17%，为占比最多的两个年限区域。

四 实证结果与讨论

（一）数据质量检验

为保证数据的可靠性与各个分量表设计的合理性，对获取的数据分别做信度检验与效度检验，其中效度检验应用探索性因子分析（EFA）和验证性因子分析（CFA）相结合的方式验证数据结构质量的可靠性。

一是信度检验。本研究应用 SPSS 26.0 对正式问卷信度进行检验，通过采用 Cronbach's α 系数值来判别问卷内部的一致性，对正式问卷的居民主观规范、参与态度、感知行为控制、参与意愿和参与行为均进行了信度分析。从表 6−7 可以看出，问卷所有的信度检测 Cronbach's α 的值均大于 0.7，分量表的 Cronbach's α 的值也均在 0.917 以上，表明问卷可信。所有 26 个题项所构成的总量 Cronbach's α 达到 0.956，说明该量表具有较高的信度。

表 6−7 信度分析

变量	测量项目	Cronbach's α
总量表	26	0.956
主观规范	6	0.924
参与态度	6	0.917
感知行为控制	6	0.933
参与意愿	4	0.935
参与行为	4	0.930

二是效度检验。探索性因子分析中，测量数据的 KMO 值为 0.943，大于 0.6，sig 值为 0.000，小于 0.001，巴特利球体检验值符合标准要求，可进一步进行因子检验。在此基础上，通过采用主成分分析方法进行因子的提取，采用最大方差法对因子进行旋转，共抽取了 7 个公共因子，共同解释了总体变量的 76.543%，即满足探索因子分析对于公因子

总体方差的贡献率最低60%的要求，说明这七个因子对原量表数据的解释程度很高。

表6-8　　　　　　　　　效度分析（验证性因子分析）

变量	测量项目	组合信度 CR	平均方差抽取 AVE
主观规范	6	0.926	0.678
参与态度	6	0.935	0.706
感知行为控制	6	0.917	0.649
参与意愿	4	0.869	0.626
参与行为	4	0.909	0.715

验证性因子分析中借用 AMOS 数据分析软件，得出各项测量变量对其潜变量的解释程度以及数据的组合信度。样本数据中，组合信度 CR 均大于0.7，AVE 均大于0.5，样本的各项指标均达到了标准的要求，量表效度较好，详情见表6-8。

（二）模型拟合与路径分析

通过使用 AMOS 26.0 统计分析软件，采用极大似然值（Maximum likelihood value）估计方法对结构模型进行检验。本研究选取绝对适配度指标、增量适配度指标以及简约适配度指标三类指标对模型的整体拟合度进行考量。绝对适配度指标包括有 CMIN/DF、GFI、RMR、RMSEA；增量适配度指标包括有 NFI、RFI、IFI、TCL、CFI；简约适配度指标包括有 PCFI、PNFI。

表6-9　　　　　　　　　　模型适配度指标

类别	名称	适度标准	结果值	适配情况
绝对适配度指数	CMIN/DF	[1, 3]	2.363	适配合理
	GFI	>0.8	0.831	适配合理
	RMR	<0.05	0.037	适配良好
	RMSEA	<0.08	0.068	适配合理

续表

类别	名称	适度标准	结果值	适配情况
增值适配度指数	NFI	>0.8	0.917	适配合理
	RFI	>0.8	0.908	适配良好
	IFI	>0.8	0.940	适配合理
	TCL	>0.8	0.909	适配良好
	CFI	>0.8	0.940	适配良好
简约适配度指数	PCFI	>0.5	0.821	适配良好
	PNFI	>0.5	0.842	适配良好

由表6-9可知，在结构方程模型的拟合度检验中，绝大多数的拟合指数达到了理想指标值，未达到理想指标值的指标数值也都在合理的指标范围内。因此，笔者认为整个理论模型与调查数据之间的配适度较高。

表6-10 　　　　　　结构方程模型数据分析结果

路径	estimate	S. E.	T值	C. R.	P值	Hypo
参与意愿 < — — —主观规范	0.320	0.044	6.143	7.274	* * *	成立
参与意愿 < — — —参与态度	0.359	0.043	6.351	8.299	* * *	成立
参与意愿 < — — —感知行为控制	0.278	0.036	5.787	7.794	* * *	成立
参与行为 < — — —感知行为控制	0.231	0.044	5.544	5.285	* * *	成立
参与行为 < — — —参与意愿	0.529	0.052	7.898	10.250	* * *	成立

注：＊表示<0.05，＊＊表示<0.01，＊＊＊表示<0.001，适用于本文中所有的统计结果。

笔者采用软件AMOS 26.0，主要通过T检验法对结构方程模型进行检验，以验证模型中各个维度之间的路径关系是否显著，通过软件检验分析可以得到结构方程模型各个潜变量之间的标准化估计值、SE、T值以及P值等。由表6-10可知，参与意愿对参与行为的路径影响系数为0.529（p<0.001），验证了假设H6；主观规范、参与态度、感知行为控制对参与意愿的影响分值分别为0.320、0.359、0.278（p值均小于

0.001），表明主观规范与参与态度对参与意愿的影响较大，而感知行为控制对参与意愿的影响较小，验证了假设 H2、假设 H3、假设 H4；感知行为控制对参与行为的影响分值为 0.231（p < 0.001），验证了假设 H5。

（三）参与意愿的中介作用

借用 AMOS26.0 检验参与意愿在感知行为控制与参与行为之间的中介作用，结构方程中的自变量、中介变量、因变量分别是感知行为控制、参与意愿、参与行为。由于直接使用该模型的拟合效果欠佳，本书使用了一次 MI 进行修正，修正后的拟合度指标分别为 CMIN/DF = 3.455、GFI = 0.950、TLI = 0.939、RMSEA = 0.073，模型拟合处于可接受范围。

表 6 – 11   **中介模型数据分析**

路径	非标准化系数	标准化系数	S. E.	C. R.	P
感知行为控制→参与意愿	0.532	0.572	0.041	12.838	* * *
感知行为控制→参与行为	0.242	0.249	0.045	5.339	0.002
参与意愿→参与行为	0.514	0.491	0.052	9.971	* * *

如表 6 – 11，感知行为控制→参与意愿、感知行为控制→参与行为、参与意愿→参与行为这三条路径均在 p < 0.001 水平显著。本书采用 bootstrap 方法，设定 bootstrap 样本数位 5000，执行中介效应检验。若 bootstrap 置信区间不包含 0，则表示所对应的间接效应存在，进而证明存在中介效应。研究结果如下：

表 6 – 12   **参与意愿的中介效应分析**

效应类型	效应值	SE	Biss-corrected 95% CI		Percentile 95% CI		P
			Lower	Upper	Lower	Upper	
直接效应	0.274	0.037	0.209	0.357	0.204	0.351	0.000
间接效应	0.242	0.049	0.146	0.339	0.147	0.342	0.000
总效应	0.516	0.047	0.427	0.611	0.426	0.611	0.000

对参与意愿在感知行为控制与参与行为之间的中介效应进行检验，分析结果如表6－12所示，参与意愿在感知行为控制与参与行为中的间接效应值为0.242，且在bootstrap95%置信区间的上、下限均不包含0（Biss-corrected方法的置信区间为［0.146，0.339］，Percentile方法的置信区间为［0.147，0.342］），说明间接效应存在。因此，根据以上分析结果显示，参与意愿在感知行为控制与参与行为之间具有中介效应，假设H6成立。

（四）关于控制变量对于参与行为的影响分析

通过对不同群体特征的数据分析，可进一步帮助我们了解不同人口特征对社区局面参与的影响，从而为促进常态化防控背景下社区居民参与治理提供切实有效的对策。

表6－13　　　　　　　　　　结构变量的方差分析

方差分析（组间）	F值	显著性
性别	1.469	0.226
年龄	1.229	0.294
职业	3.777	0.367

根据表6－13显示的分析结果可知，性别、年龄以及职业群组的显著性值均大于0.05，因此表示性别、年龄以及职业的均值不存在统计意义上的显著差异。年龄群组在居民参与行为上并无显著性的差异，这一结论同国内研究居民参与、居民自治等已有研究结果相左，国内研究学者从年龄的角度来看，往往是中老年人参与社区治理的行为更加积极，而年轻群体相对来说比老年群体在社区的活跃度、参与度较低，青年人的活动场地大都聚焦于职场，而在本研究中尽管老年群体在均值上略高于青年群体，但在统计学上并无明显的差异。

虽然职业在居民参与行为上并无显著性的差异，但是通过均值比较分析还是可以看出公务人员、教师/事业单位的均值明显高于其他分组，这与他们的政治面貌息息相关，一般而言公务人员、教师/事业单位群体成员大都是中国共产党员，这与上述政治面貌与居民参与行为显著差异的分析相契合。此外，退休人员的社区参与行为均值也相对较高，这与国内学者有关居民参与等研究结果类似，退休人员相对于其他职业群体有更多的时间和精力，相对来讲可以更多的关注到社区内部的动态，从而更多的参与到社区管理中来。

表 6 – 14　　　　　　　　　　政治面貌群组方差分析

政治面貌	中共党员	群众	其他
均值	4.07	3.15	3.36
F		33.912	
P		0.000	
$\eta 2 p$		0.116	

在政治面貌群组中，由于民主党派的样本数（民主党派 N = 7）较少，因此笔者将民主党派与共青团员群组合并为"其他"群组，以保证数据分析的严谨性。通过检验政治面貌群组显示：不同的政治面貌群体在社区治理参与行为的组间差异表示政治面貌对居民参与常态化社区治理行为产生显著的影响（见表 6 – 14）。通过进一步的事后检验，发现党员和群众、其他群组在所有居民的参与行为上存在显著性差异，这主要是由中国共产党的宗旨和党性决定的，在危机时刻、困难之际党员同志冲锋在前、服务人民。其他群组与群众之间并无明显差异，其中共青团员样本数居多，而且大都是处于 28 岁以下的青年群体，有些成员还处于学习成长的阶段，社区参与行为与机会并不高，也就表现出了在参与常态化社区防控中与其他群组并无差异。

表 6 – 15　　　　　　　　　　受教育程度群组方差分析

学历	初中及以下	高中	大专	本科	硕士及以上
均值	3.28	3.87	3.84	2.77	2.13
F			48.142		
P			0.003		
$\eta 2 p$			0.126		

通过检验受教育程度群组结果显示：不同受教育程度的群体在社区治理参与行为的组间差异，表示教育程度对居民参与常态化社区治理行为产生显著的影响（见表6-15）。通过进一步的事后检验，发现初中及以下、高中、大专的参与均值高于本科和硕士及以上，知识水平越高的群体反而参与社区治理的行为越少。通过进一步的事后分析显示，初中及以下群体与高中、大专学历群体在自治行为的所有维度都不存在显著差异，说明这三类群体对于参与常态化社区治理行为的影响类似。

表6-16   居住年限群组方差分析

居住年限	1 年内	2—5 年	5—10 年	10—15 年	15 年以上
均值	3.028	3.152	3.387	4.104	4.031
F			20.513		
P			0.002		
η2p			0.120		

通过检验居住年限群组结果显示：居住年限群组在社区治理参与行为的组间差异，表示居住年限对居民参与常态化社区治理行为产生显著的影响（见表6-16）。居民社区治理参与行为的均值随着居住年限的增加而增加，居民在社区居住的时间越长，参与社区治理的行为次数越多，程度越高。居住15年以上的居民的社区参与行为的次数最高，其次是居住年限为10—15年的居民，而在社区居住年限一年以内的居民社区治理参与行为次数最低。居民在一个社区生活居住的时间越长，相较于居住时间短的居民，邻里之间熟悉度越高，对社区的认同感越强烈，社区参与行为的积极性因而也就越高。通过进一步的事后检验，发现居住年限1年以内以及2—5年分别与10—15年、15年以上之间有明显的差别，居住年限10—15年与居住年限15年以上居民群体之间在社区参与行为上并无显著的差异。由此，居住年限对居民社区参与行为产生显著影响，对增强社区居民社区参与治理行为的积极性应从强化居民社区认同，关注居住年限较少的居民群体入手。

五 结果与建议

(一) 实证分析结果讨论

一是主观规范维度。主观规范对居民参与意愿具有正向影响。通过主观规范下的六个测量题项，即指令性规范下两个题项"出于党和政府以及社区的宣传和动员，我会积极的参与社区防控治理"、"在小区业委会或其他民间组织的带领下，我会参与社区防控治理"，示范性规范下四个题项"大众传媒对社区防控工作事迹的广泛报道促使我参与社区防控治理"、"如果周围大部分人认为应参与社区防控治理，我愿意参与常态化社区防控治理"、"我的家人、亲友、邻居等身边对我重要的人都支持我参与常态化社区防控治理"、"我会跟随社区内先锋党员同志的号召参与社区防控治理"，主观规范这一维度对于居民参与意愿的影响路径系数为 0.320，假设 H1 得到验证。其中指令性规范两个观测变量的因子载荷分别为 0.638、0.784，示范性规范四个观测变量的因子载荷 0.806、0.811、0.808、0.802。从主观规范的六个观测变量来说，相较于指令性规范，示范性规范对于居民参与意愿的因子载荷较大，说明居民在参与社区治理的意愿影响因素中，比起权威机关强制性的要求，身边亲朋好友的鼓励与支持，以及社区内先锋党员的号召等因素使居民参与在常态化社区治理的意愿更为强烈。这是由于人们是生活在社会网络中的社会人士，个人行为更容易受到周围密切关系的影响。

二是参与态度维度。参与态度对居民参与意愿具有正向影响。参与态度维度下通过三个方面测量，即居民对常态化背景下社区防控治理关注度、治理必要性以及参与积极性共六个题项进行考察，这一维度对于居民参与意愿的影响路径系数为 0.359，假设 H2 得到验证。其中参与态度的六个观测变量 B1、B2、B3、B4、B5、B6 对于参与意愿的解释显著，因子载荷系数分别为 0.866、0.826、0.894、0.903、0.825、0.779，六个观测变量中治理必要性（B3 和 B4）表示居民对开展常态化防控背景下社区治理的重要性认知越强，越能理性的看待社区治理，从而对参与常态化防控背景下社区治理的意愿也就越大；其次，治理关注度（B1

和 B2）即居民对社区常态化防控治理的关注度越高，越了解社区各项治理工作，越愿意参与社区的防控治理；相较于上述四个变量，相对来说参与积极性（B5 和 B6）的解释量较小，但也证明居民社区参与治理的积极性越高，参与治理的意愿也就越强烈。在常态化防控背景下社区居民参与影响因素模型中，参与态度这一维度相较于主观规范、感知行为控制维度来说，其路径系数最大，表示参与态度对居民的参与意愿的影响最大。表明居民对参与社区治理的态度越积极、关注度越高、参与社区治理重要性认知程度越高，则居民参与社区意愿也就越强烈。即当居民认为自己应该、有责任参与常态化防控背景下的社区治理时，就表现为较强的参与意愿。

　　三是感知行为控制维度。感知行为控制对参与意愿、参与行为具有正向影响。感知行为控制维度下通过三个方面六个题项进行考察，即易如程度、信息获取、身心素质，这一维度对于居民参与意愿、参与行为的影响路径系数分别为 0.278、0.231，H3 和 H4 假设得到验证。感知行为控制的六个观测变量 C1、C2、C3、C4、C5、C6 对于感知行为控制的解释显著，因子载荷系数分别为 0.776、0.858、0.837、0.831、0.845、0.866。六个观测变量中身心素质（C5 和 C6）对感知行为的贡献最大，说明居民自我感知身体以及心理层面上对参与社区治理的胜任感越强，则参与治理意愿越大。而居民对参与社区治理所感受到的易如程度（C1 和 C2）、信息获取（C1 和 C2），也在一定程度上影响着居民参与意愿的大小，当居民参与常态化社区治理活动自我胜任感强，感知参与难度系数低且获得的信息充足时，参与治理意愿也会强烈。综上，感知行为控制维度说明当居民对参与常态化社区治理的自我效能感越高、胜任感越强烈时，参与意愿也就越强，参与行为也就越多。

　　四是参与意愿维度。参与意愿对参与行为具有正向显著影响。参与意愿维度下通过参与实施意愿即"我愿意利用闲暇时间尽可能多的参与常态化社区防控治理工作"、参与维护意愿"我愿意积极维护常态化下社区防控治理工作成果"、参与决策意愿"我愿意为社区常态化防控治理献言进策"、参与号召意愿"我会鼓励亲朋好友参与常态化社区防控治理工作"四个题项来进行考察，参与意愿维度对于居民参与行为影响的路径系数为 0.529，假设 H5 得到验证。参与意愿的四个观测变量的解释力显著，四个观测变量的因子载荷分别为 0.867、0.924、0.892、0.853。观测变量参与维护意愿（D2）为四个观测变量中因子载荷最大的一个观测变量，表明居民参与社区常态化社区治理的相关意愿更高，更愿意将维护意愿转化为实际的行为；其次是居民参与决策意愿（D3），表明居民对常态化社区参与的意识不断觉醒，并倾向于更大程度地参与社区内部的防控治理工作；此外居民参与实施意愿（D1）以及参与号召意愿（D4）也对居民参与行为有着正向影响。综上表明，居民的参与实施意愿越高、参与维护社区防控工作成果意愿越强烈、参与社区决策意愿越大、参与号召意愿越积极，则居民参与常态化防控背景下社区治理的实际行为也就越多。

（二）建议措施

第一，完备法律制度为居民参与"保驾护航"。加快居民参与公共卫生治理的法律体系建设。我国各类公共卫生事件能够取得较好的治理成果，得益于党和政府的坚强领导，以及社会各个组织机构的共同努力，但我们不能忽视广大人民群众在防控期间自觉遵守法律法规、在合法的轨道上支持配合参与到防控治理之中等行为对防疫的贡献，这对于我们今后进一步依法推进基层治理奠定了深厚的基础。习近平总书记强调，"要从立法、执法、司法、守法各个环节发力，全面提高依法防控、依法治理能力，为公共卫生事件防控工作提供有力法治保障"[①]。因此，在这场群众性防控治理工作中，我们应该从现代治理的理念为出发，以公众的公共利益为基点，拓展基层治理渠道，建设具有法治保障的公共卫生治理格局，完善居民参与社区治理的各项法律制度，使基层治理建设始终走在法治轨道。

第二，系统化机制体系为居民参与"打辅助"。居民参与常态化社

---

① 新华社：《习近平：全面提高依法防控依法治理能力为疫情防控提供有力法治保障》，《中国卫生法制》2020 年第 2 期，第 61 页。

区防控治理，除了应有法律制度"保驾护航"以外，还应配以沟通机制、决策机制、监督机制为主的机制体系，为居民参与常态化社区治理提供保障与动力支持。一方面，沟通是决策的前提。要让居民充分地参与到社区防控之中，首先就要建立社区常态化防控治理的沟通机制，充分发挥现代信息技术的作用，拓展社区居民沟通的渠道，设计出体现民心民意的社区规范系统，确保居民及时知晓关于重大卫生防控治理的相关信息。另一方面，构建社区居民参与的决策机制。社区分属的地域、大小、人员构成等情况的不同，决定了社区防控治理不能一概而论，在党和政府防控总要求的基础上，社区应持"以人为本"的理念根据社区内部情况，因时、因事、因人、因物、因地制宜，构建具有自身特色的高效防控治理体系。但现实中，社区内各项决策、治理办法的制定仍是自上而下、由社区精英所主导，缺乏居民参与。而且缺乏民意的决策也不利于贯彻执行，因此有必要建立起以居民参与为基础的决策机制，激发最广泛的社区居民参与到社区防控治理中来，为社区治理献言进策。此外，也需要建立社区防控居民监督机制。可以进一步拓展居民参与监督社区治理的平台，通过多元化的监督形式增强了社区与居民之间的有效互动，于社区而言，有利于社区防控治理工作的严谨有序，吸纳社区居民参与到社区防控治理工作之中，促进政府防控治理工作的高效进行；对于居民而言，通过对社区治理工作的监督，不仅个人权益在社区得到保障，同时维护了社区内公共卫生治理的效果①。

第三，创新动员方式助推居民参与。有效的激励机制可以强化人们的行为动机，在社区内建立一套行之有效的参与激励机制，不仅可以提高居民社区参与治理的积极性，而且可以增强居民参与社区治理的成就感，进而转化为更多社区参与行为。根据马斯洛所提出的需求层次理论，社区激励机制的建设可以根据居民年龄、职业、需求等方面的不同，建立多形式、多样化的综合性激励机制，避免由于激励机制单一化，所导

---

① 吴志敏：《城市公共危机治理下公众主动参与有效性研究——基于协同治理视角》，《学术界》2018 年第 2 期，第 159—169 + 287 页。

致的效果打折。首先，社区可以与当地的新媒体之间建立合作关系，充分利用互联网、微博、微信、报纸等多方媒介渠道，大力的宣扬表彰社区优秀防控的先进事迹，以及优秀防控社区的治理经验，充分发挥先进组织或个人的模范带头作用，推动常态化社区治理的深入开展。其次，社区组织可以为参与社区治理活动的居民注册打卡，根据每一次居民参与社区防控治理活动评优秀、良好、一般三个等级，等年终或季终，对居民参与活动的结果进行积分计算，分级别为不同积分等级的居民提供荣誉证书或优惠活动，例如物业费减免、水电减半等形式。社区的相关工作人员应秉持创新性以及本地化原则，依据社区具体情况，因地制宜地制定符合社区内部居民的行之有效的激励机制。

参考文献

一 中文文献

著作

〔英〕安东尼·吉登斯:《现代性与自我认同》,赵旭东、方文译,上海
　　三联书店 1998 年版。

〔美〕安东尼·吉登斯:《失控的世界——全球化如何重塑我们的生活》,
　　周红云译,江西人民出版社 2001 年版。

〔英〕安东尼·吉登斯:《现代性的后果》,田禾译,译林出版社 2000
　　年版。

〔英〕安东尼·吉登斯、吉里斯多弗·皮尔森:《现代性——吉登斯访谈
　　录》,尹弘毅译,新华出版社 2011 年版。

〔美〕阿尔文·托夫勒:《未来的冲击》,蔡伸章译,中信出版社 2006
　　年版。

〔美〕奥尔波特:《谣言心理学》,刘水平、梁元元、黄鹏译,辽宁教育
　　出版社 2003 年版。

〔美〕贝尔:《后工业社会和来临——对社会预测的一项探索》,高锋译,
　　商务印书馆 1984 年版。

方劲:《乡村发展干预的行动者逻辑》,上海三联书店 2020 年版。

顾瑜琦、刘克俭:《健康心理学》,北京科学技术出版社 2004 年版。

梁树发:《社会与社会建设》,人民出版社 2007 年版。

李培林等主编:《中国社会学》,社会科学文献出版社 2008 年版。

罗批:《从综合到涌现——战争复杂系统综合建模仿真方法、实践与思

考》，国防大学出版社 2011 年版。

［美］梅多斯等：《增长的极限》，于树生译，商务印书馆 1984 年版。

［美］米歇尔·沃克：《灰犀牛：如何应对大概率危机》，王丽云译，中信出版社 2017 年版。

［美］纳西姆·尼古拉斯·塔勒布：《黑天鹅：如何应对不可预知的未来》，万丹译，中信出版社 2008 年版。

［英］尼克·皮金、［美］罗杰·E. 卡斯帕森、［美］保罗·斯洛维奇编著：《风险的社会放大》，中国劳动社会保障出版社 2010 年版。

［德］诺埃尔·诺依曼：《沉默的螺旋——舆论：我们的社会皮肤》，董璐译，北京大学出版社 2013 年版。

［古罗马］普布里乌斯·克奈里乌斯·塔西佗：《历史》，王以涛等译，商务印书馆 1987 年版。

［法］勒庞：《乌合之众——大众心理研究》，冯克利译，中央编译出版社 2004 年版。

［美］塞缪尔·亨廷顿：《变革社会中的政治秩序》，王冠华等译，生活·读书·新知三联书店 1989 年版。

童星、张海波：《中国转型期的社会风险及识别——理论探讨与经验研究》，南京大学出版社 2007 年版。

［德］乌尔里希·贝克、安东尼·吉登斯、［英］斯科特·拉什：《自反性现代化》，赵文书译，商务印书馆 2001 年版。

［德］乌尔里希·贝克：《风险社会》，张闻杰、何博文译，译林出版社 2004 年版。

吴江：《风险防范与应急管理》，党建读物出版社 2011 年版。

吴群红、康正、焦明丽：《突发事件公共卫生风险评估理论与技术指南》，人民出版社 2014 年版。

许文惠：《危机状态下的政府管理》，中国人民大学出版社 1998 年版。

《习近平谈治国理政》第二卷，外文出版社 2017 年版。

《习近平谈治国理政》第三卷，外文出版社 2020 年版。

习近平：《习近平扶贫论述摘编》，中央文献出版社 2018 年版。

薛澜、张强、钟开斌：《危机管理：转型期中国面临的挑战》，清华大学出版社 2003 年版。

阎耀军：《现代实证性社会预警》，社会科学文献出版社 2005 年版。

中共中央文献研究室：《十八大以来重要文献选编（下）》，中央文献出版社 2018 年版。

邹积亮：《政府突发事件风险评估研究与实践》，国家行政学院出版社 2013 年版。

论文

白钢、林广华：《论政治的合法性原理》，《天津社会科学》2002 年第 4 期。

常健、付丽媛：《应对突发公共卫生未知风险的"预防型"权变决策模式研究》，《天津社会科学》2021 年第 3 期。

常健、徐倩：《医患冲突升级中各类主体作用研究——基于对 150 个案例的分析》，《上海行政学院学报》2017 年第 4 期。

常健、金瑞：《论公共冲突过程中谣言的作用、传播与防控》，《天津社会科学》2010 年第 6 期。

蔡进：《高校师生对翻转课堂的采纳与持续应用：教学系统的视角》，博士学位论文，华中师范大学，2019 年。

陈琼琼：《农村供应链金融风险扩散机理研究》，硕士学位论文，浙江理工大学，2016 年。

陈安、王子君、陈樱花：《基于 SEIR 模型视角的重大公共卫生事件中伪科学网络谣言的传播治理：以新冠肺炎疫情为例》，《科技导报》2020 年第 4 期。

陈雅赛：《突发公共卫生事件网络谣言传播与治理研究——基于新冠疫情的网络谣言文本分析》，《电子政务》2020 年第 6 期。

陈叶纪：《改善健康信息传播的对策》，《"安徽公共卫生体系建设"——首届安徽博士科技论坛论文集》，安徽省科学技术协会学术部，2003 年。

陈宇琳、李强、张辉等:《基于风险社会视角的城市安全规划思考》,《城市发展研究》2013 年第 12 期。

陈振明:《关注高风险社会下的公共治理研究》,《中国社会科学评价》2021 年第 2 期。

陈忠:《涂层式城市化:问题与应对——形式主义空间生产的行为哲学反思》,《天津社会科学》2019 年第 3 期。

陈忠:《涂层正义论——关于正义真实性的行为哲学研究》,《探索与争鸣》2019 年第 2 期。

陈健:《全面建设社会主义现代化国家视域下相对贫困治理研究》,《云南民族大学学报》(哲学社会科学版)2021 年第 1 期。

崔德华:《西方风险社会理论及其对我国构建社会主义和谐社会的启示》,博士学位论文,山东大学,2008 年。

曹正汉、周杰:《社会风险与地方分权——中国食品安全监管实行地方分级管理的原因》,《社会学研究》2013 年第 1 期。

邓悦:《天津市社会稳定风险评估指标体系研究》,硕士学位论文,天津理工大学,2019 年。

杜守梅:《供应链突发事件扩散机理研究》,硕士学位论文,上海交通大学,2008 年。

丁柏铨:《论重大公共卫生事件中主流媒体舆论引导力提升》,《中国出版》2020 年第 18 期。

丁晓:《重大突发公共卫生事件网络舆情演变特点及应对研究——基于新冠肺炎疫情的网络舆情分析》,《中共郑州市委党校学报》2021 年第 1 期。

董海军:《"互联网 +"环境风险治理:背景、理念及展望》,《南京工业大学学报》(社会科学版)2019 年第 5 期。

段亚林:《韧性社区:突发事件风险治理新向度》,《甘肃行政学院学报》2021 年第 2 期。

冯必扬:《社会风险:视角、内涵与成因》,《天津社会科学》2004 年第 2 期。

冯爱芬、曹平华：《基于熵权——模糊综合评判的重大动物疫情风险评估模型》，《家畜生态学报》2014年第8期。

范梦悦：《微博意见领袖对网络意识形态安全的影响探析》，《传媒论坛》2021年第2期。

方杰、张敏强、邱皓政：《中介效应的检验方法和效果量测量回顾与展望》，《心理发展与教育》2012年第1期。

龚维斌：《当代中国社会风险的产生、演变及其特点——以抗击新冠肺炎疫情为例》，《中国特色社会主义研究》2020年第1期。

关静、刘民、梁万年：《突发公共卫生事件对民众的知识、心理和行为的影响》，《中国健康教育》2005年第10期。

关信平：《重大突发事件中困难群体兜底保障体系建设思路》，《中共中央党校学报》2020年第3期。

郭晓亭、蒲勇健、林略：《风险概念及其数量刻画》，《数量经济技术经济研究》2004年第2期。

郝媛：《大学男女生相互评价测验的内容与结构效度比较》，《渭南师范学院学报》2014年第6期。

黄晓慧、付迎春、张君怡、杨骥、洪建智：《广州市新冠疫情早期时空扩散特征与公共空间风险探究》，《热带地貌》2020年第2期。

黄剑波、熊畅：《玛丽·道格拉斯的风险研究及其理论脉络》，《思想战线》2019年第4期。

黄海阳、吴尤可：《新媒体环境下突发公共卫生事件的谣言管控研究》，《情报科学》2020年第8期。

何小勇：《当代西方社会风险理论的马克思主义批判》，《天府新论》2010年第4期。

何勇、杨映瑜：《突发公共卫生事件网络谣言的特征及治理》，《现代传播》（中国传媒大学学报）2020年第6期。

何继新、何海清、韩艳秋：《城市公共物品安全风险治理行动逻辑、属性特征与创新思维》，《华东理工大学学报》（社会科学版）2019年第3期。

韩广富、辛远：《后扶贫时代中国农村兜底保障扶贫：形势、取向与路径》，《兰州学刊》2021 年第 1 期。

蒋晓丽、邹霞：《新媒体：社会风险放大的新型场域——基于技术与文化的视角》，《上海行政学院学报》2015 年第 3 期。

贾楠、陈永强、郭旦怀、刘奕：《社区风险防范的三角形模型构建及应用》，《系统工程理论与实践》2019 年第 11 期。

金志刚、胡博宏、张瑞：《融合情感特征的深度学习微博情感分析》，《南开大学学报》（自然科学版）2020 年第 5 期。

姬成伟、窦路明、刘华平等：《太原市城市初中生应对方式与心理健康的关系》，《中国学校卫生》2009 年第 6 期。

季建林：《危机应对成本分析》，《党政论坛》2006 年第 5 期。

匡文波、武晓立：《突发公共卫生事件中网络谣言传播模型及特征研究》，《新闻与写作》2020 年第 4 期。

李爽：《环境邻避风险扩散机理及管控策略研究》，硕士学位论文，浙江财经大学，2019 年。

李静、王靖飞、吴春艳、杨彦涛、吉增涛、王洪斌：《高致病性禽流感发生风险评估框架的建立》，《中国农业科学》2006 年第 10 期。

李艳、严艳、负欣：《赴西藏旅游风险感知研究——基于风险放大效应理论模型》，《地域研究与开发》2014 年第 3 期。

李金莲：《社会突发事件中谣言的网际传播现象透视——"非典型肺炎"事件引发的思考》，《忻州师范学院学报》2003 年第 6 期。

李红锋：《风险认知研究方法述评》，《安庆师范学院学报》（社会科学版）2008 年第 1 期。

李明洁：《突发公共卫生事件网络谣言的治理研究》，硕士学位论文，华东师范大学，2018 年。

李冰、刘卓红：《新时代风险治理探析》，《理论视野》2021 年第 6 期。

李柏洲：《企业发展动力研究》，博士学位论文，哈尔滨工程大学，2003 年。

李友梅：《从财富分配到风险分配：中国社会结构重组的一种新路径》，

《社会》2008 年第 6 期。

李婷婷：《"兜底"的调解者——转型期中国冲突管理的迷局与逻辑》，《社会主义研究》2012 年第 2 期。

李文明、吕福玉：《"宅经济"的发展状况与引导策略》，《学术交流》2014 年第 11 期。

刘海猛、胡森林、方恺、何光强、马海涛、崔学刚：《"一带一路"沿线国家政治—经济—社会风险综合评估及防控》，《地理研究》2019 年第 12 期。

刘延海：《网络谣言诱致社会风险的演化过程及影响因素——基于扎根理论的研究》，《情报杂志》2014 年第 8 期。

刘青、吴陈锐、张春成、吴姗姗、王向、汲国强：《新冠肺炎疫情对 2020 年电力消费影响及趋势研究》，《中国电力》2020 年第 12 期。

刘岩：《风险意识启蒙与反思性现代化——贝克和吉登斯对风险社会出路的探寻及其启示》，《江海学刊》2009 年第 1 期。

刘金平、黄宏强、周广亚：《城市居民风险认知结构研究》，《心理科学》2006 年第 6 期。

刘金平、周广亚、黄宏强：《风险认知的结构，因素及其研究方法》，《心理科学》2006 年第 2 期。

林春婷、蒋柯：《风险决策中框架效应研究的最新趋势》，《心理研究》2019 年第 4 期。

刘春年、肖迪：《情绪性在线评论下舆情演化与焦点事件治理研究》，《现代情报》2020 年第 9 期。

卢卫斌、张曙光：《大学生"郁闷"现象之网络文本分析》，《科技信息（学术研究）》2006 年第 7 期。

骆雷：《PLS－SEM 多变量统计分析在赛事观众研究领域中的应用》，《上海体育学院学报》2020 年第 11 期。

刘建生、涂琦瑶、施晨：《"双轨双层"治理：第一书记与村两委的基层贫困治理研究》，《中国行政管理》2019 年第 11 期。

刘士俊、栾玉明、赵丽庆：《广州市海珠区一起食源性霍乱暴发的调查》，《热带医学杂志》2007 年第 2 期。

林华：《普通网络谣言与焦点网络谣言的传播逻辑异同》，《情报杂志》
　　2020 年第 9 期。

路翠萍：《大学生思维方式、应对方式及其与心理健康的关系研究》，硕
　　士学位论文，山西大学，2005 年。

柳红波：《人力资本理论在民族社区旅游开发中的应用研究——基于社区
　　居民收益权的思考》，《旅游研究》2012 年第 4 期。

连玉峰、黄彪、陈金娟：《珠海市近十年传染病流行情况分析》，《医学
　　研究通讯》2000 年第 9 期。

孟小非：《社会预警论》，博士学位论文，华中科技大学，2019 年。

马长山：《人工智能的社会风险及其法律规制》，《法律科学》（西北政法
　　大学学报）2018 年第 6 期。

马康：《痕迹主义的表现、本质与治理》，《中国领导学》2020 年第 5 期。

牟冬梅、邵琦、韩楠楠、王萍、金姗、靳春妍：《微博舆情多维度社会属
　　性分析与可视化研究——以某疫苗事件为例》，《图书情报工作》2020
　　年第 3 期。

聂静虹、马梦婕：《突发公共卫生事件中的谣言传播与治理》，《新闻与
　　写作》2020 年第 4 期。

钱静、刘奕、刘呈、焦玉莹：《案例分析的多维情景空间方法及其在情景
　　推演中的应用》，《系统工程理论与实践》2015 年第 10 期。

齐骥、陆梓欣：《重大疫情视角下"宅经济"创新发展的思考》，《福建
　　论坛》（人文社会科学版）2020 年第 6 期。

苏子逢：《农民工社会融合过程中的社会风险研究》，博士学位论文，哈
　　尔滨工程大学，2018 年。

苏希、王旭、苏虹：《临床医生职业压力应对方式与心理健康的关联》，
　　《安徽医学》2013 年第 7 期。

［英］斯科特·拉什：《风险社会与风险文化》，王武龙译，载《马克思
　　主义与现实》2000 年第 4 期。

宋林飞：《中国社会风险预警系统的设计与运行》，《东南大学学报》（社

会科学版）1999 年第 1 期。

沈正赋：《社会风险视野中网络舆情的生成、传播及其信息治理——基于新冠肺炎疫情网络信息的梳理与阐发》，《安徽师范大学学报》（人文社会科学版）2020 年第 5 期。

孙典、薛澜、张路蓬：《新兴技术风险感知扩散机理分析》，《科学学研究》2021 年第 1 期。

孙逸林、刘险峰、王建敏：《页岩气开发项目社会风险耦合成因分析》，《现代化工》2020 年第 11 期。

孙丽：《网络谣言的类型与特征》，《电子政务》2015 年第 1 期。

孙建平：《提升城市风险治理能效的精细化管理路径》，《上海城市管理》2021 年第 2 期。

孙粤文：《大数据：风险社会公共安全治理的新思维与新技术》，《求实》2016 年第 12 期。

宋宪萍：《当前我国城市社会风险的多元协同治理》，《甘肃社会科学》2021 年第 4 期。

盛艳、余惠琴、张羽桐、沈明轩、宋英华：《新冠肺炎疫情视阈下衍生社会风险识别研究：基于 22 省 6 类人群的社会调查》，《武汉理工大学学报》（信息与管理工程版）2021 年第 3 期。

时勘、范红霞、贾建民、李文东、宋照礼、高晶、陈雪峰、陆佳芳、胡卫鹏：《我国民众对 SARS 信息的风险认知及心理行为》，《心理学报》2003 年第 4 期。

佟瑞鹏、孙大力、郭子萌：《基于"隐喻"的风险事件分类模型及其转化关系》，《安全》2020 年第 7 期。

童星：《社会管理创新八议——基于社会风险视角》，《公共管理学报》2012 年第 4 期。

童星、张海波：《基于中国问题的灾害管理分析框架》，《中国社会科学》2010 年第 1 期。

童星、张海波：《群体性突发事件及其治理——社会风险与公共危机综合分析框架下的再考量》，《学术界》2008 年第 2 期。

涂端午：《深化教育改革中的决策风险防控》，《清华大学教育研究》
　　2018 年第 2 期。

涂光晋、宫贺：《国家形象传播的前提、理念与策略——以 2008 北京奥
　　运与三鹿奶粉事件的对照研究为例》，《国际新闻界》2008 年第 11 期。

唐庆鹏：《风险共处与治理下移——国外弹性社区研究及其对我国的启
　　示》，《国外社会科学》2015 年第 2 期。

仝冉冉：《关于公共卫生事件网络谣言研究的文献综述》，《传媒论坛》
　　2019 年第 20 期。

王琛：《国家风险评价指标体系对比研究》，《经济与管理研究》2008 年
　　第 6 期。

王刚：《风险的规避、转嫁与控制策略：基于中央与地方政府的对比分
　　析》，《中国行政管理》2020 年第 10 期。

王波、黄德春、华坚、张长征：《水利工程建设社会稳定风险评估与实证
　　研究》，《中国人口·资源与环境》2015 年第 4 期。

王新、冯鹏、田庆雷、吴萌萌、石龙飞、吴明谦、张靖飞、陈荣：《依据
　　层次分析理论的非洲猪瘟疫情潜在流行风险评估模型的构建》，《动物
　　医学进展》2020 年第 12 期。

王京京：《国外社会风险理论研究的进展及启示》，《国外理论动态》
　　2014 年第 9 期。

王晓琪、冯子健：《突发公共卫生事件中的谣言监测》，《中国卫生监督
　　杂志》2007 年第 2 期。

王毅：《"意见领袖"在微博时代的异化》，《新闻研究导刊》2020 年第
　　24 期。

王公为、赵忠伟：《行动者网络视域下乡村旅游扶贫模式与机制研究——
　　以赤峰市雷营子村为例》，《农业现代化研究》2021 年第 3 期。

王泽洲、余勇、程江、谢智明、马孟根、李金海、陈斌、李春：《四川省
　　猪链球菌病的流行病学调查》，《中国兽医科学》2006 年第 6 期。

王兆文、汪金、孟德胜、高凤英：《新疆疏勒县 1993 年霍乱流行病学分
　　析》，《西藏医药杂志》1997 年第 2 期。

汪永成、胡胜全：《"双一流"范围调整的社会风险：生成机理、特征表现与防控策略》，《深圳大学学报》（人文社会科学版）2020 年第 6 期。

翁士洪、顾佩丽：《公共突发事件中微博谣言的机制与治理——以 H7N9 事件为例》，《电子政务》2015 年第 10 期。

温家宝：《在贯彻实施〈突发公共卫生事件应急条例〉座谈会上的讲话》，《中国护理管理》2003 年第 2 期。

吴大伟、胡小飞、艾文华：《突发公共卫生事件高低热度谣言传播组态路径研究——基于模糊集定性比较分析》，《情报科学》2021 年第 7 期。

吴勇、谌千慧：《"共建共治共享"视域下社会稳定风险治理》，《常州大学学报》（社会科学版）2021 年第 3 期。

吴国新、高长春：《上海世博会运营风险管理研究》，《国际商务研究》2008 年第 5 期。

邢开成：《气象灾害风险扩散机理及评估应用研究》，硕士学位论文，兰州大学，2011 年。

夏玉珍、吴娅丹：《中国正进入风险社会时代》，《甘肃社会科学》2007 年第 1 期。

谢晓非、徐联仓：《民众风险认知调查》，《心理科学》2002 年第 6 期。

谢晓非、郑蕊：《风险沟通与民众理性》，《心理科学进展》2003 年第 4 期。

解亚宁：《简易应对方式量表信度和效度的初步研究》，《中国临床心理学杂志》1998 年第 6 期。

向静林：《市场纠纷与政府介入——一个风险转化的解释框架》，《社会学研究》2016 年第 4 期。

向青平、雷跃捷：《突发公共卫生事件网络谣言传播及辟谣机制研究——以新冠肺炎疫情为例》，《西部学刊》2020 年第 19 期。

徐延辉、赖东鹏：《互联网使用、风险感知与城市居民的健康研究》，《中共中央党校学报（国家行政学院）》2021 年第 1 期。

徐伟楠：《我国重大动物疫情公共风险评估体系研究》，硕士学位论文，北京农学院，2020 年。

许鑫、黄婧:《新冠肺炎疫情下企业管理者风险感知与行为选择研究》，《图书馆杂志》2020 年第 12 期。

许俊:《贵州省 1998 年炭疽病疫情调查分析》，《医学动物防制》1999 年第 8 期。

肖迪:《基于多维属性分析的在线文本特征识别与舆情引导》，硕士学位论文，南昌大学，2020 年。

肖祥:《风险社会治理责任范式：全球战"疫"》，《学术界》2020 年第 9 期。

肖洋溢:《风险社会背景下政府风险管理机制研究——以 2018 年非洲猪瘟疫情为例》，《领导科学论坛》2019 年第 17 期。

杨益晨、李志明:《四维度之下的网络谣言类型浅析》，《学理论》2019 年第 5 期。

杨雪冬:《全球化、风险社会与复合治理》，《马克思主义与现实》2004 年第 4 期。

杨梦婷:《重大自然灾害中民众安全感影响因素研究》，硕士学位论文，四川成都电子科技大学，2015 年。

尹建军:《社会风险及其治理研究》，博士学位论文，中共中央党校，2008 年。

姚亮:《社会领域重大风险的生成机理及治理策略研究》，《山东社会科学》2020 年第 6 期。

姚伟:《论社会风险不平等》，《电子科技大学学报》（社科版）2011 年第 4 期。

于燕枝:《公共卫生危机中的博客传播研究——以甲型 H1N1 流感事件为例》，《新闻知识》2011 年第 12 期。

余鹏、田杰:《基于卷积神经网络的多维特征微博文本情感分析》，《计算机与数字工程》2020 年第 9 期。

岳宗朴、刘彩、李莹、陆文静:《基于微博数据挖掘的"新冠疫情"评论文本分析》，《品位经典》2020 年第 12 期。

俞立平、刘骏:《主成分分析与因子分析法适合科技评价吗？——以学术期刊评价为例》，《现代情报》2018 年第 6 期。

张新雨：《中国转型期社会政策创新的社会风险评估研究》，硕士学位论文，黑龙江大学，2019 年。

张海波、童星：《中国应急管理结构变化及其理论概化》，《中国社会科学》2015 年第 3 期。

张锋：《基于大数据的重大突发公共卫生事件风险治理研究》，《理论视野》2020 年第 9 期。

张大伟：《基于移动 GIS 的动物疫情应急指挥平台设计》，《黑龙江畜牧兽医》2018 年第 16 期。

张大维：《国际风险治理：分析范式、框架模型与方法策略——基于公共卫生风险治理的视角》，《国外社会科学》2020 年第 5 期。

张文霞、赵延东：《风险社会：概念的提出及研究进展》，《科学与社会》2011 年第 2 期。

张鼎华、谭诺、李嘉莉、程亮、申世飞：《基于"三角形"框架的食源性畜禽产品质量安全突发事件分析》，《科技管理研究》2016 年第 15 期。

张鼎华、李卫俊、李丞、申世飞：《基于深度学习的多维情景空间下群体性事件分析与预测研究》，《中国管理科学》2020 年第 8 期。

张春颜：《非传统安全视域下灾害性公共危机的风险扩散与弹性治理——基于扎根理论的 109 案例分析》，《上海行政学院学报》2021 年第 6 期。

张春颜、李婷婷：《我国冲突管理方式转变的趋势分析：由控制主导向化解主导》，《领导科学》2016 年第 6 期。

张春颜：《控制与化解：转型期中国冲突治理的内在逻辑》，《学习论坛》2015 年第 2 期。

张春颜、阎耀军：《重大灾害引发"后发危机"的生成机理与防控策略研究——基于典型案例的对比分析》，《上海行政学院学报》2016 年第 6 期。

张乐：《新兴技术风险的挑战及其适应性治理》，《上海行政学院学学报》

2021 年第 1 期。

张海柱：《系统风险、包容性治理与弹性：西方风险治理研究的新议题》，《国外理论动态》2020 年第 4 期。

张保华、张树林：《天津市塘沽区新港地区 1984 年副霍乱流行病学分析》，《中国国境卫生检疫杂志》1990 年第 6 期。

曾永泉：《转型期中国社会风险领誉指标体系研究》，博士学位论文，华中师范大学，2011 年。

曾润喜、徐晓林：《网络舆情突发事件预警系统、指标与机制》，《情报杂志》2009 年第 11 期。

曾润喜、王晨曦、陈强：《网络舆情传播阶段与模型比较研究》，《情报杂志》2014 年第 5 期。

朱鲲：《基于风险能量分析的经济系统风险管理研究》，博士学位论文，清华大学，2004 年。

朱正威、王琼、吕书鹏：《多元主体风险感知与社会冲突差异性研究——基于 Z 核电项目的实证考察》，《公共管理学报》2016 年第 2 期。

朱俊庆：《困之治：精准扶贫中的"结构—功能"分析》，《秘书》2020 年第 4 期。

朱海雪、张晓旭：《大学生手机依赖问卷的编制及信效度检验》，《滁州学院学报》2016 年第 4 期。

周浩、龙立荣：《共同方法偏差的统计检验与控制方法》，《心理科学进展》2004 年第 6 期。

周智海：《风险管理的新趋势：风险自留》，《北京工商大学学报》（社会科学版）2002 年第 1 期。

周寒、何艳玲：《嵌套结构中的治理偏差：中国城市风险的危机转化》，《南京社会科学》2021 年第 2 期。

赵吉：《复杂性视域下城市社区风险识别及其应急治理策略》，《天津行政学院学报》2021 年第 3 期。

赵锡荣、于井顺：《关于绥化地区马属动物流行的一种呼吸道传染病的调查报告》，《动物检疫》1990 年第 2 期。

二 英文文献

Aguayo-Orozco A. , Taboureau O. , Brunak S. , "The Use of Systems Biology in Chemical Risk Assessment", *Current Opinion in Toxicology*, 2019, No. 15, pp. 48 – 54.

Amirkhan, J. H. , "A Factor Analytically Derived Measure of Coping: The Coping Strategy Indicator", *Journal of Personality and Social Psychology*, 1990, No. 59, pp. 1066 – 1075.

Andretta, Massimo, "Some Considerations on the Definition of Risk Based on Concepts of Systems Theory and Probability", *Risk Analysis*, 2014, Vol. 34, No. 7, pp. 1184 – 1195.

Anthony Giddens, *The Consequences of Modernity*, Stanford: Stanford University Press, 1991.

Barbara J. , Polivka, Sharon A. R. Stanley, Deanna Gordon, Kelly Taulbee, Gloria Kieffer, Sheryl M. , McCorkle, "Public Health Nursing Competencies for Public Health Surge Events", *Public Health Nursing*, 2008, Vol. 25, No. 2, pp. 159 – 165.

Benson, David, Lorenzoni, Irene, Cook, Hadrian, "Evaluating Social Learning in England Flood Risk Management: An 'Individual-community Interaction' Perspective", *Environmental Science & Policy*, 2016, Vol. 55, pp. 326 – 334.

Billings A. G. , Moos R. H. , "The Role of Coping Resources and Social Resources in Attenuating the Stress of Life Events", *Journal of Behavior Medicine*, 1981, Vol. 4, No. 2, pp. 139 – 157.

Billings, A. G. , R. H. Moos, Coping, "Stress, and Social Resources Among Adults With Unipolar Depression", *Journal of Personality and Social Psychology*, 1984, Vol. 46, No. 4, pp. 877 – 891.

Bird D. K. , "The Use of Questionnaires for Acquiring Information on Public Perception of Natural Hazards and Risk Mitigationa Review of Current

Knowledge and Practice", *Natural Hazards & Earth System Sciences*, 2009, Vol. 9, No. 4, pp. 1307 – 1325.

Botzen, W. J. W. , J. C. J. H. Aerts and J. C. J. M. van den Bergh, "Willingness of Homeowners to Mitigate Climate Risk through Insurance", *Ecological Economics*, 2009, Vol. 68, No. 8, pp. 2265 – 2277.

Boulos, M. N. K. , Crowley D. N. and Breslin, J. G. , "Crowd Sourcing, Citizen Sensing and Sensor Web Technologies for Public and Environment Health Surveillance and Crisis Management: Trends, OGC Standards and Application Examples", *International Journal of Health Geographics*, 2011, Vol. 10, No. 67, pp. 1 – 28.

Brach S. , Walsh G. , Hille P. , *Consuming Sustainably by Buying Organic Food: The Effect of Certified Third-Party Labels on Perceived Risk*, The Sustainable Global Marketplace, Springer International Publishing, 2015, pp. 414 – 416.

Burton I. , *The Environment as Hazard*, Guilford Press, 1993.

Cho J. , J. Lee, "An Integrated Model of Risk and Risk-reducing Strategies", *Journal of Business Research*, 2006, No. 59, pp. 12 – 120.

Compas, B. E, J. K. Connor, H. Saltzman, A. H. Thomsen, M. E. Wadsworth, "Coping With Stress During Childhood and Adolescence: Problems, Progress, and Potential in Theory and Research", *Psychological Bulletin*, 2001, Vol. 127, No. 1, pp. 87 – 127.

Coyne J. C. , Downey G. , "Social Factors and Psychopathology: Stress, Social Support and Coping Process", *Ann Rev Psychol*, 1991, No. 2, pp. 401 – 425.

Cunha M. , "Organizational Improvisation: What, When, How and Why", International Journal of Management, 1999, No. 1, pp. 299 – 341.

Daniel P. Aldrich, Sothea Oum, Yasuyuki Sawada, *Resilience and Recovery in Asian*, Tokyo: Springer, 2015, pp. 343 – 351.

DEHLINE, Fleshing, "Out Everyday Innovation: Phronesis and Improvisation in Knowledge Work", Handbook of Organizational and Managerial Innovation, 2012, pp. 1 – 236.

Douglas M. , Wildavsky A. , *Risk and Culture: An Essay on the Selection of Technological and Environmental Dangers*, University of California Press, Berkeley, 1983.

Drabek T. E. , Hoetmer G. J. , Association I. C. M. , *Emergency Management: Principles and Practice for Local Government*, International City Management Association, 1991.

Elisabeth Noelle-Neumann E. , *The Spiral of Silence: Public Opinion-Our Social*, University Chicago Press, Chicago, 1993, pp. 50 – 56.

Estes, Richard J. , *The Social Progress of Nations*, NY: Greenwood Press, 1984.

FELDMAN B. T. , PENTLAND M. S. , "Reconceptualizing Organizational Routines as a Source of Flexibility and Change", *Administrative Science Quarterly*, 2003, Vol. 48, No. 1, pp. 94 – 118.

Folkman S. , Lazarus R. S. , Dunkel-Schetter C. , et al. , "Dynamics of a Stressful Encounter: Cognitive Appraisal, Coping, and Encounter Outcomes", *Journal of Personality and Social Psychology*, 1986, Vol. 50, No. 5, pp. 992 – 1003.

Folkman S. , Lazarus R. S. , "If It Changes It Must Be a Process: Study of Emotion and Coping during Three Stages of a College Examination", *Journalof Personality and Social Psychology*, 1985, No. 48, pp. 150 – 170.

Frewer L. J. , Miles S. , "Risk Perception, Communication and Trust, How Might Consumer Confidence in the Food Supply be Maintained?", *Food, Peopleand Society*, Springer Berlin Heidelberg, 2001, pp. 401 – 413.

Gough J. D. , "Risk Communication: The Implications for Risk Management", *Lincoln University Centre for Resource Management*, 1991.

Gui, Xinning, Kou, Yubo, Pine, Kathleen, Ladaw, Elisa, Kim, Harold, Su-zuki-Gill, Eli, Chen, Yunan, [ACM Press the 2018 CHI Conference-

Montreal QC, Canada (2018. 04. 21 – 2018. 04. 26)〕", Proceedings of the 2018 CHI Conference on Human Factors in Computing Systems-CH'18-Multi-dimensional Risk Comm-unication", 2018, pp. 1 – 14.

Haimes Yacov Y. , "On the Complex Definition of Risk: A Systems-Based Approach", *Risk Analysis*, 2009, Vol. 29, No. 12, pp. 1647 – 1654.

Haimes Y. Y. , "On the Definition of Vulnerabilities in Measuring Risks to Infrastructures", *Risk Analysis*, 2006, Vol. 26, No. 2, pp. 293 – 296.

Jane Millar, "The European Face of Social Security: Essays in Honourof Herman Deleeck", *Journal of Social Policy*, 1994, Vol. 23, No. 3, pp. 456 –457.

Jonge J. D. , Trijp H. V. , Goddard E. , et al. , "Consumer Confidence in Thesafety of Food in Canada and the Netherlands: The Validation of a Generic Framework", *Food Quality & Preference*, 2008, Vol. 19, No. 5, pp. 439 –451.

Urquhart J. , Potter C. , "The Social Amplification of Risk and Tree Pestsand Diseases: Key Expert Risk Perceptions and Attributions of Public Concern", *Risk Analysis*, 2011, No. 15, p. 105.

Kahneman D C. , Tversky A C. , "Prospect Theory: An Analysis of Decision Under Risk", *Econometrica: Journal of the Econometric Society*, 1979, pp. 263 – 291.

Kang J. , Kim S. H. , "What Are Consumers Afraid of? Understanding Perceived Risk toward the Consumption of Environmentally Sustainable Apparel", *Family & Consumer Sciences Research Journal*, 2013, Vol. 41, No. 3, pp. 267 – 283.

Kaplan S. , Garrick B. J. , "On the Quantitative Definition of Risk", *Risk Analysis*, 1981, No. 1, pp. 11 – 27.

Kasperson R. E. , "The Social Amplification of Risk: Progress in Developing an Integrative Framework", *Journal of Social Philosophy*, 1992.

Kim J. , Bae J. , Hastak M. , "Emergency Information Diffusion on Online Social Media During Storm Cindy in U. S. ", *International Journal of Informa-*

tion Management, 2018, No. 40, pp. 153 – 165.

Kin Che Lam, Lai Yan Woo, "Public Perception of Locally UnwantedFacilities in Hongkong: Implications for Conflit Resolution", *Local Environment*, 2009, Vol. 14, No. 9, pp. 851 – 869.

Knapp R. H. , "A Psychology of Rumor", *Public Opinion Quarterly*, 1944, Vol. 8, No. 1, pp. 22 – 37.

Lash S. M. , *Risk, Environment and Modernity*, Sage Publications, 1996.

Lavrenko V. , Allan J. , De Guzman E. , "Relevance Models for Topic Detection and Tracking", *Proceedings of the Human Language Technology Conference*, Morgan Kaufmann Publishers Inc. , San Francisco, 2002, pp. 104 – 110.

Lazarus, R. S. , "Coping Theory and Research: Past, Present, and Future", *Psychosomatic Medicine*, 1993, Vol. 55, No. 3, pp. 234 – 247.

Lazarus, R. S. , S. Folkman, *Stress, Appraisal, and Coping*, New York: Springer, 1984.

Lestari A. , Karolita D. , "Summarizing Netizens' Sentiments Towards the 1st Indonesian Presidential Debate using Lexicon Sentiment Analysis", *IOP Conference Series: Materials Science and Engineering*, 2019, No. 546, pp. 52041.

Li F. & Du T. C. , "Listen to Me—Evaluating the Influence of Micro-blogs", *Strategic Management Journal*, 2014, No. 62, pp. 119 – 130.

Lyne, K. , D. A. Roger, "Psychometric Reassessment of the COPE Questionnaire. Personality and Individual Differences", 2000, No. 29, pp. 321 – 335.

Machlis G. E. , Rosa E. A. , "Desired Risk: Broadening the Social Ampli-fication of Risk Framework", *Risk Analysis*, 2010, Vol. 10, No. 1, pp. 161 – 168.

Malthus T. , *An Essay on the Principle of Population*, 1798.

Marcelo Mendoza, Barbara Poblete, "Twitter Under Crisis: Can We Trust What We RT ?", *Proceedings of the First Workshop on Social Media*, 2010, pp. 71 – 79.

Marsden B. G. , *Impact Risk Communication Management* (1998 – 2004): *Has It Improved? Comet Asteroid Impacts and Human Society*, Springer Berlin Heidelberg, 2007.

Mc Cluskey, Michael, "The Logic of Connective Action: Digital Mediaand the Personalization of Contentious Politics", *Political Communication*, 2014, Vol. 31, No. 4, pp. 677 – 679.

M. Crozier, *Le Phenomene bureaucratique.*

Morioka, Hirofumi, Ijichi, Shinji, Ijichi, Naomi, Ijichi, Yukina, King, Bryan H. , "Developmental Social Vulnerability as the Intrinsic Origin of Psychopathology: A Paradigm Shift from Disease Entities to Psychiatric Derivatives within Human Diversity", *Medical Hypotheses*, 2019, No. 126, pp. 95 – 108.

Munns, Wayne R. , Kroes, Robert, Veith, Gilman, Suter II, Glenn W. , Damstra, Terri, Waters, Michael D. , "Approaches for Integrated Risk Assessment", *Human and Ecological Risk Assessment: An International Journal*, 2003, Vol. 9, No. 1, pp. 267 – 272.

OECD, *Emerging Risks in the 21st Century: An Agenda for Action*, Paris: OECD Press Service, 2003.

Page B. , Shapiro R. , "The Effects of Puclic Opinion on Policy", *The American Political Science Review*, 1983, No. 77, p. 175.

Pagneux E. , Gísladóttir G. , Jónsdóttir S. , "Public Perception of Flood Hazard and Flood Risk in Iceland: A Case Study in a Watershed Prone to Icejam floods", *Natural Hazards*, 2011, Vol. 58, No. 1, pp. 269 – 287.

Pidgeon N. , Hood C. , Jones D. , etc. , *Risk Perception*, London: Royal Society, 1992.

Piet Strydom, *Risk, Environment and Society*, Buckingham: Open University Press, 2002.

Pogreba Brown, Kristen, McKeown, Kyle, Santana, Sarah, Diggs, Alisa, Stewart, Jennifer, Harris, Robin B. , "Public Health in the Field and the

Emer-gency Operations Center: Methods for Implementing Real-Time Onsite Syndro-mic Surveillance at Large Public Events", *Disaster Medicine and Public Health Pre-paredness*, 2013, Vol. 7, No. 5, pp. 467 – 474.

Raul B., Peter T., Stephen K., "Eliciting Mixed Emotions: A Meta-Analysis Comparing Models, Types, and Measures", *Frontiers in Psychology*, 2015, No. 6, p. 428.

Ray, Lindop J., Gibson S., "The Concept of Coping", *Psychol Med*, 1982, Vol. 12, No. 2, pp. 385 – 395.

Raymond A. Bauer, *Social Indicators*, The MIT Press, 1967.

Renn Ortwin, Klinke Andreas, Schweizer Pia-Johanna, "Risk Governance: Application to Urban Challenges", *International Journal of Disaster Risk Science*, 2018, pp. 434 – 444.

Renn O., Walker K. D., *Global Risk Governance: Concept and Practice Using the IRGC Framework*, Netherlands: Springerp, 2008, p. 9.

Robert A Dahl, Bruce Stinebrickner, *Modern Political Analysis* (6th edition), NJ: Prentice Hall Press, 2002.

Robert Heath, *Crisis Management for Managers and Executives. Financial Times*: Pitman Publishing, 1998.

Roger Kasperson, *The Social Amplification of Risk: Progress in Developing An Integrative Framework*, *Social Theories of Risk*, Greenwood Press, 1992.

Ropeik D., "Be Afraid of Being Very Afraid", *Washington Post*, Sunday, October 20, 2002, p. 1.

Ruiz-Salcines, P. A Ppendini, C. M. Salles, P. Rey, W. & Vigh, J. L., "On the Use of Synthetic Tropical Cyclones and Hypothetical Events for Storm Surge Assessment Under Climate Change", *Natural Hazards*, 2020, Vol. 105, pp. 1 – 29.

Schernhammer E. S., Feskanich D., Liang G., et al., "Stress and Burnout in Doctors" *Cambridge Handbook of Psychology, Health and Medicine*, 2019, No. 27, p. 361.

Schweizer Pia-Johanna, "Systemic Risks-concepts and Challenges for Risk Governance", *Journal of Risk Research*, 2019, pp. 1 – 16.

Scott Lash, *Social Culture*, In Barbara Adam, Ulrich Beck, Joost van Looneds, *The Risk Society and Beyond: Critical Issues for Social Theory*, London: Sage Publications, 2000.

Sena, A., Ebi, K. L., Freitas, C., Corvalan, C., & Barcellos, C., "Indicators to Measure Risk of Disaster Associated with Drought: Implications for the Health Sector", *PLOSONE*, 2017, Vol. 12, No. 7.

Sharifah F. S., Ghazali Musa, Jane E., "Klobas, Audience Response to Travel Photos and Arab Destination Image", *Journal of Travel & Tourism Marketing*, 2013, No. 30, pp. 161 – 164.

Sijia Li, Yilin Wang, Jia Xue, Nan Zhao, Tingshao Zhu, "The Impact of CO-VID – 19 Epidemic Declaration on Psychological Consequences: A Studyon Active Weibo Users", *International Journal of Environmental Research and Public Health*, 2020, Vol. 17, No. 6, p. 2032.

Slovic, P., "Perception of Risk", *Science*, 1987, Vol. 236, No. 4799, pp. 280 – 285.

Smallman C., Smith D., "Patterns of Managerial Risk Perceptions: Exploring the Dimensions of Managers Accepted Risks", *Risk Management*, 2003, Vol. 5, No. 1, pp. 7 – 32.

Stackelberg, Katherine, Williams, Pamela R. D., "Evolving Science and Practice of Risk Assessment", *Risk Analysis*, 2020, No. 1.

Sul H. K., Dennis A. R., Yuan L. I., "Trading on Twitter: Using Social Media Sentiment to Predict Stock Returns", *Decision Sciences*, 2016, Vol. 48, No. 3, pp. 454 – 488.

Suter GW II, Munns WR Jr., Sekizawa J., "Types of Integrated Risk Assessment and Management, and Why They are Needed", *Human and Ecological Risk Assessment: An International Journal*, 2003, No. 1, pp. 273 – 279.

Talcott Parsons, *The Social System*, Routledge, 2005.

Terpstra T. , Lindell M. K. , "Citizens'Perceptions of Flood Hazard Adjustments: An Application of The Protective Action Decision Model", *Environment and Behavior*, 2013, Vol. 45, No. 8, pp. 993 – 1018.

Thelwall M. , Buckley K. Paltoglou G. , "Sentiment Strength Detection for the Social Web", *Journal of the American Society for Information Science and Technology*, 2012, No. 1, pp. 163 – 173.

Thelwall M. , Buckley K. , Paltoglou G. , "Sentiment Strength Detection in-Short Informal Text", *Journal of the Association for Information Science & Technology*, 2014, Vol. 61, No. 12, pp. 2544 – 2558.

Thibault Gajdos, John A. , Weymark, Claudio Zoli, "Shared Destinies and the Measurement of Social Risk Equity", *Annals of Operations Research*, 2010, Vol. 176, No. 1, pp. 409 – 424.

Tversky A. , Kahneman D. , "Prospect Theory: An Analysis of Decision Under risk", *Econometrica*, 1979, Vol. 47, No. 2, pp. 263 – 291.

Ulrich Beck, *Ecological Politics in An Age of Risk*, Cambridge Polity Press, 1995.

Ulrich Beck, *World Risk Society*, Cambridge: Polity Press, 1999.

Valente João Pedro, Gouveia Catarina, Neves Maria Carolina, Vasques Tatiana, Bernardo Fátima, "Small Town, Big Risks: Natural, Cultural and Social Risk Perception", *Psyecology*, 2021, Vol. 12, No. 1, pp. 76 – 98.

Walker C. J. , Blaine B. , "The Virulence of Dread Rumors: A Field Experiment", *Language & Communication*, 1991, Vol. 11, No. 4, pp. 291 – 297.

Wineman, N. M. , "Adaptation to Multiple Sclerosis: The Role of Social Support, Function Disability and Perceived Uncertainty", *Nursing Research*, 1990, Vol. 39, No. 5, pp. 294 – 299.

W. W. Lowrance, William Kaufmann, Inc, Los Altos, Cal, "Of Acceptable Risk: Science and the Determination of Safety", *Food and Cosmetics Toxicology*, 1977, Vol. 15, No. 1, p. 66.

Zhou Y. , Moy P. , "Parsing Framing Processes: The Interplay Between Online

Public Opinion and Media Coverage", *Journal of Communication*, 2007, Vol. 57, No. 1, pp. 79 – 98.

后　　记

　　本书是在"大规模突发公共卫生事件情境下衍生社会风险的预警与防控研究"课题进行的过程中，所形成的阶段性研究成果。

　　岁月荏苒，笔者自2011年于南开大学攻读管理学博士时，开始关注公共冲突管理方向，2014年毕业后就职于天津工业大学，继续从事公共危机、公共冲突管理相关方面的研究，在2016年获得第一个国家社科基金"情景分析视角下重大灾害引发社会危机的机制和防控研究"立项，着眼于灾害发生之后所可能诱发的社会领域危机的问题，2019年顺利结项后，于2020年获得第二个国家社科基金立项，将着眼点放在了危机之前，也就是诱发危机的各种可能性风险，结合大规模突发公共卫生事件的大背景，关注公共卫生事件下所可能带来的衍生社会风险问题。两个课题之间在研究逻辑上有着层层递进的关系，由危机频发倒逼关注风险，希望通过本书的探讨为已有研究成果添砖加瓦！

　　正所谓"吃水不忘挖井人"，本书完成的过程中，需要感谢很多在学术上给予我帮助的师长和朋友。感谢恩师常健先生，我虽毕业多年，但是每每遇到困惑之时，还是习惯求助于先生，每次和老师长谈之后都会有满满的收获；感谢南开大学刘银喜教授，在本书研究过程中提出的富有启发性的建议；感谢燕山大学韩兆柱教授对于笔者研究过程中的指导。

　　还要感谢一路上给予我帮助的朋友们，感谢天津工业大学郭涛老师，多次就研究内容进行讨论，并承担了部分数据处理工作；感谢内蒙古农业大学王瑜老师、中国民航大学李婷婷老师、天津工业大学李祥飞老师对本研究提出的宝贵建议。

在本书研究过程中，特别感谢我的硕士研究生宋雅静、姜伟、王思卿同学，承担了大量的工作，还有贾洁清、孙雨萌、王中邮、路辉、秦迎君、孔柏涵、李云翰同学，都不同程度地参与了案例收集、分析、修改等工作，感谢他（她）们陪我经历这一段学术时光！

此外，还有很多学界的长辈与朋友们，在此不再一一具名，但是真诚地感谢一路走来所有给予我帮助和关怀的朋友们。

最后要特别感谢我的家庭，感谢我的丈夫从恋爱至今十多年对我研究工作的支持，感谢双方父母的理解和支持，感谢姐姐为大家庭所分担的一切，感谢我的儿子刘川铭，陪伴你成长的每一天都是新鲜的，这也使我保持好奇的心态和状态去审视和思考问题！